Naturheilkunde in der Gynäkologie

Rina Nissim

# NATURHEILKUNDE IN DER GYNÄKOLOGIE

Ein Handbuch für Frauen

8., überarbeitete Ausgabe

Aus dem Französischen von Beate Thill
Fachliche Überarbeitung von Rosario Flores

*Orlanda Frauenverlag*

Originaltitel: Mamamélis
©Rina Nissim, 1984
Dispensaire des femmes, Genf (Schweiz)

CIP-Titelaufnahme der Deutschen Bibliothek
**Naturheilkunde in der Gynäkologie** : Ein Handbuch für Frauen /
Rina Nissim.
Aus dem Franz. von Beate Thill. –

Berlin : Orlanda-Frauenverlag

Einheitssacht.: Mamamélis [frz.]
ISBN 3-922166-15-6

8., überarbeitete Auflage 1992, 56. Tsd.

© der deutschsprachigen Ausgabe: Orlanda Frauenverlag GmbH
Großgörschenstraße 40, 1000 Berlin 62
Alle Rechte vorbehalten
Umschlag: Mirta Domacinovic

Datenkonvertierung: Fotosatz Barbara Steinhardt, Berlin
Druck: Pressedruck, Augsburg

# INHALT

EINLEITUNG                                                          9

## I. MENSTRUATION

Hormone und Menstruationszyklus                                    14
Unangenehme Symptome vor der Menstruation und
dem Eisprung                                                       18
Schmerzhafte Menstruation                                          24
Unregelmäßige Menstruation                                         32
    Verfrühte Menstruation                     32
    Verspätete Menstruation                    33
    Blutungen                                  45
Menopause                                                          56
Amenorrhoe (fehlende Menstruation)                                 70

## II. STÖRUNGEN, ENTZÜNDUNGEN UND INFEKTIONEN

Entzündungen der Vulva und der Vagina                              77
    Candida                                    80
    Trichomonaden                              84
    Unspezifische bakterielle Vaginalentzündungen  88
    Herpes                                     98
    Feigwarzen (Kondylome)                     104
    Chlamydien                                 106
    Mykoplasmen                                107
    Gardnerella (Hämophilus) oder Corynebacterium  109
    Streptokokken der Gruppe B                 110
    Gonorrhoe oder Tripper                     111
    Syphilis                                   113
    Chronische Vaginalentzündungen             116
Cervicitis und Ektopie                                             123
Ausfluß und Juckreiz
(nicht durch eine Infektion hervorgerufen)                        128
Bartholinische Zyste und Bartholinitis                            134

Entzündungen der Gebärmutterschleimhaut und der
Eierstöcke 137
Blasenentzündung 148
Endometriose 157


## III. GUTARTIGE GESCHWÜLSTE

Brustzysten 164
Gebärmuttermyome 170
Eierstockzysten 174
Fehlbildungen des Gebärmutterhalses 177


## IV. KREBS 183

Brustkrebs 194
Gebärmutterkrebs (Corpuskarzinom) 196
Gebärmutterhalskrebs (Cervixkarzinom) 197


## V. ERNÄHRUNG 202


Anhang 1:
Verzeichnis der Pflanzennamen 214

Anhang 2:
Stichwortverzeichnis 221

Anhang 3:
Definitionen und Erklärungen 225

Anhang 4:
Grundlagen zur Anwendung von Urtinkturen und
ätherischen Ölen 232

Anhang 5:
Anwendungsbereich für Spurenelemente 235

Anhang 6:
Literaturangaben und wichtige Adressen 239

Verzeichnis der Pflanzenabbildungen 245

# Danksagung

Dieses Handbuch bezieht Anregungen vor allem von französischen PflanzenheilkundlerInnen: H. Leclerc, J. Valnet, Tétau und Bergeret, M. Girault; dann von P. Collin für die Aromatherapie, von dem Schweizer Kräuterkundler M. de Vantery sowie Frau Dr. Kousmine (Schweiz), aber auch von AutorInnen aus ferneren Ländern (China und USA).

Die Erprobung ihrer gynäkologischen Methoden war nur möglich dank der Besucherinnen der Frauengesundheitszentren, dank ihres Interesses an den »neuen« Methoden, dank ihres Vertrauens und ihrer Geduld bei den ersten Versuchen.

Für die Bewegung »Frauen und Gesundheit« – für euch alle!

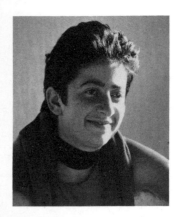

Rina Nissim, geboren 1952 in Jerusalem, ist gelernte Krankenschwester. Sie arbeitete zunächst in der Kantonsklinik Genf. Anschließend folgten Arbeitsaufenthalte in Costa Rica und in Feministischen Gesundheitszentren in den USA. 1978 gründete sie mit anderen Frauen das Frauengesundheitszentrum in Genf (vormals »Dispensaire des femmes«, heute »Centre de santé des femmes Rosa Canina«). Mit mehr als zehnjähriger Erfahrung in der Kräuterheilkunde und Homöopathie widmet sie sich heute internationalen Frauengesundheitsprojekten in Mittelamerika und Indien.

# Einleitung

## Die Selbsthilfebewegung

Seit ihren Anfängen vor mehr als fünfzehn Jahren hat sich die Selbsthilfebewegung enorm weiterentwickelt. Heute ist sie ein internationales Phänomen* und zeugt nicht nur von der Rolle der Frauen als Pflegende/Behandelnde, sondern auch von der Kraft, die aus der Kenntnis des eigenen Körpers und der Übernahme der Verantwortung für ihn erwächst.

Die Selbsthilfebewegung entstand aus dem wachsenden Bewußtsein der Frauen dafür, daß sie zugunsten der Medizinerkaste Opfer einer umfassenden Enteignung ihres Wissens und ihrer Macht als Pflegerin/Heilerin geworden waren.

Die Hexen wurden unter anderem dafür verbrannt, daß sie zuviel wußten; und seit jener Zeit hat die Medizin den Frauen untergeordnete Rollen zugewiesen: als Krankenschwestern, Krankengymnastinnen, Apothekenhelferinnen ...

Geburtshilfe und Frauenheilkunde sind geradezu der Gipfel dieser Enteignung. So sind die Gebärstühle im Kreißsaal z.B. bequem für die Geburtshelfer, aber nicht für die Gebärende. Praktisch die gesamte Frauenheilkunde ist in den Händen von Männern, die weder eine Gebärmutter noch eine Vagina haben und doch als die Kapazitäten des weiblichen Genitalbereichs gelten. Eine Mauer von Ignoranz war das Ergebnis: Behandlungsmethoden, die die Symptome beseitigen, ohne die Ursachen zu behandeln; hemmungslose Anwendung künstlicher Hormone für so unterschiedliche Beschwerden wie schmerzhafte Menstruation, Akne, Klimakterium. Dabei können diese Mittel bei Herz-Kreislaufkrankheiten, bei Krebs und bei Geschwulstbildungen ernste Folgen haben, ganz abgesehen von der Wirkung auf das empfindliche Hormonsystem. Doch Technik

---

\* Siehe dazu die Berichte von der 3., 4. und 5. Konferenz (1981/1984/1987) von Isis-WICCE in Genf oder dem Women's Global Network for Reproductive Rights in Amsterdam (Adressen siehe Anhang 6).

*Einleitung*

und Pharmazie entwickeln sich prächtig, und die Frauen sind brave Konsumentinnen (nebenbei einen Gruß an Hoffmann-La Roche, Ciba-Geigy, Sandoz ... unsere blühenden Schweizer Multis). Für manche kann die Gynäkologie durchaus eine angenehme Wissenschaft sein, denn an Frauen läßt sich leicht verdienen. In Genf wie anderswo wurden nicht wenige Vermögen auf dem »Rücken« der Frauen angehäuft, die oft gar nicht krank waren, sondern einfach Hilfe brauchten, z.B. bei einer Abtreibung oder wenn sie keine Kinder bekommen konnten.

In der Schweiz hat sich die Situation dadurch ein wenig geändert, daß es jetzt sechs Frauengesundheitszentren gibt, in denen Frauen sich selbst untersuchen können und ihren Körper besser kennenlernen. Sie werden dort auch ärztlich versorgt, und zwar so, daß sie möglichst lernen, ihre Gesundheit in die eigene Hand zu nehmen, selber herauszufinden, was sie krank macht, und ihre Geschlechtsorgane ein wenig genauer zu beobachten; kurz, mit ihrem Körper in Harmonie zu leben.

## Zur Benutzung dieses Handbuches

Dieses Handbuch, das aus der Selbsthilfebewegung heraus entstanden ist, kann nun allen Frauen genaue Anleitungen zur Anwendung von Heilpflanzen und Spurenelementen sowie Ernährungstips zur Gesunderhaltung des Körpers und bei gynäkologischen Beschwerden anbieten. Es soll auch ein Arbeitsmittel für Frauen sein, die im Gesundheitswesen tätig sind und sich für die sogenannte »sanfte« Medizin und für Alternativen zur modernen westlichen Medizin interessieren.

Dieses Handbuch besteht aus fünf Teilen. Im ersten geht es um Beschwerden im Zusammenhang mit dem Zyklus, im zweiten um Infektionen und im dritten und vierten um Geschwülste und im fünften um Ernährung.

Jedes Kapitel versucht, die jeweiligen Symptome und ihre möglichen Ursachen zu erklären, dann wird kurz dargestellt, was die Schulmedizin dazu vorschlägt, schließlich folgen die Alternativen, vor allem die aus dem Pflanzenbereich.

*Einleitung*

Es kommen Pflanzen zur Sprache, die den Hormonhaushalt regulieren, die also wie Östrogene oder Gestagene wirken (siehe dazu das Kapitel »Menstruation«), und solche, die auf Nebenniere und Hypophyse wirken; Pflanzen, die die Ausscheidung von Erregern fördern, die desinfizieren usw. Wenn zu einem Fall mehrere genannt werden, heißt das nicht, daß alle genommen werden müssen. Viele Frauen haben z.B. immer einige Tees im Haus, die gut schmecken und helfen, wenn sie sich nicht wohlfühlen. Mit solchen Tees können wir uns gesundhalten; in besonderen Fällen müssen aber konzentrierte Präparate aus aktiven Bestandteilen angewendet werden: Tinkturen, ätherische Öle, Salben, integrale Frischpflanzensuspensionen und andere Heilmittel. In den folgenden Kapiteln werden jeweils Mischungen mehrerer Pflanzen empfohlen; aber die gründlichste Methode wäre, immer nur eine Pflanze zu nehmen, um die genaue Wirkung auf den eigenen Körper kennenzulernen. Die Homöopathie erlaubt solches Vorgehen, da sie jede Pflanze sehr genau beschreibt; mit ihren Prinzipien von Verdünnung und Dynamisierung ist sie jedoch grundverschieden von unserem Vorgehen. Hier ist die Rede von einfacher Pflanzenheilkunde. Insgesamt werden etwa achtzig Pflanzen vorgestellt, dazu noch einige weitere Heilmittel auf natürlicher Basis.

Wenn frau sich länger selbst beobachtet hat, die eigenen Schwächen und Stärken erfahren hat, wenn sie ihre Krankheiten kennt und verschiedene Pflanzen, weiß sie mit der Zeit, was gut für sie ist. Um dahin zu gelangen, solltet ihr ein Werk der Pflanzenheilkunde zu Rate ziehen, ihren Eigenschaften und Anwendungsgebieten entsprechend Pflanzen heraussuchen, die euch persönlich am ehesten »ähnlich sehen«.

Ich habe die Rezepte vorwiegend so gelassen, wie sie in der ersten Ausgabe standen. Es wird heute noch klarer sein als damals, daß die verschiedenen Pflanzen als Beispiele fungieren und es nicht viel ausmacht, wenn ihr euch da, wo ihr lebt, die eine oder andere nicht beschaffen könnt.

Wir haben in der Praxis anfänglich mit Kombinationen von

*Einleitung*

vier bis sieben Pflanzen gearbeitet, dann mit drei bis vier, und schließlich nur noch mit einer aus jeder Kategorie (entwässernde Mittel, Hormonregulatoren etc.) zur Zeit. Und es ist sicher kein Zufall, daß ich jetzt, sieben Jahre nach dem ersten Erscheinen dieses Buches, mit klassischer Homöopathie (Einzelmitteln) nach Kent* arbeite. Trotzdem bleibt diese einfache Form der Pflanzenheilkunde wesentlich für die Heilung zahlreicher, auch chronischer Erkrankungen und eine gute Unterstützung auch in den Situationen, in denen eine »Blockade« uns zur Anwendung von Akupunktur oder Homöopathie drängt. In wieder anderen Situationen, sei es, daß naturheilkundliche Behandlungsmöglichkeiten fehlen, sei es wegen möglicher Folgeerscheinungen, bleibt die Allopathie das Mittel der Wahl, und auch hier kann die Phytotherapie unterstützend wirken. Die Selbstmedikation hat also gewisse Grenzen, dieses Handbuch bleibt jedoch ein Leitfaden für die Möglichkeiten, die die uns umgebende Natur bietet, wenn wir uns ihr zuwenden.

Dieses Handbuch ist nicht perfekt. Für einige wird es zu viel Information enthalten, für andere zu wenig. Die Möglichkeiten der Akupunktur und Homöopathie als Basistherapien, die die Neigung zu bestimmten Krankheiten beeinflussen können, werden nicht ausführlich dargestellt, da die Vorgehensweise hier symptomorientiert ist. Es befaßt sich auch zu wenig mit den sozialen, ökonomischen und psychischen Lebensbedingungen der einzelnen Frauen und deren möglichen Wechselwirkungen – ein Thema für mehrere Bücher! Aber vielleicht ist es ein Baustein zu einer Medizin von Frauen für Frauen ... den Wölfen zum Trotz! Hoffen wir, daß ihm viele weitere Bücher folgen werden.

Die Selbsthilfebewegung entstand in den reichen Ländern, wo der Luxus von Alternativen wie Frauengesundheitszentren überhaupt möglich ist, wo frau sich mit der Behandlung Zeit lassen und alle möglichen Mittel ausprobieren kann. Dabei wären vor allem die Gruppenselbstuntersuchung und die Gespräche, die

---

* Siehe Literaturhinweise (Anhang 6).

*Einleitung*

dabei entstehen, hilfreich für alle Frauen, auch in den ausgebeuteten Ländern. Außerdem sind die Behandlungsmethoden, für die sich die Selbsthilfebewegung interessiert, überall anwendbar, gerade weil sie auf dem basieren, was die Erde uns gibt. Wir müssen uns nur die Zeit nehmen, die jeweils einheimischen Pflanzen zu erforschen.

# I. MENSTRUATION

## 1. Hormone und Menstruationszyklus

Einzelheiten zur Verdeutlichung des hormonellen Zusammenspiels zum Zeitpunkt des Eisprungs (s.S.16-17).
Die schematischen Darstellungen zeigen den Tag vor und nach dem LH-Gipfel (Luteinisierendes Hormon). Der Eisprung folgt gleich auf den LH-Gipfel, während die Gestagene erst mit dem Abfallen der Hypophysenvorderlappenhormone FSH und LH ansteigen.

*Die Östrogene* werden in der Hauptsache in den Follikeln der Eierstöcke gebildet und haben im Verlauf des Zyklus zwei Gipfel: kurz vor dem Eisprung und in der Mitte der zweiten Phase, wenn der Gelbkörper im Eierstock den Gipfel erreicht. Die Östrogene erhalten und entwickeln die weiblichen Geschlechtsorgane und wirken ganz allgemein günstig auf das Wachstum der Gewebe. Sie regen die Zellteilung vor allem in den tiefen Schichten der Schleimhäute von Mund, Haut, Nase, Harnröhre, Vagina und Brustdrüsen an. Auch die Knochen erhalten mehr Kalk. Die Östrogene bewirken eine Einlagerung von Wasser und Salz ins Gewebe, daher Gewichtszunahme. Sie machen die Sekrete von Talgdrüsen flüssiger und verhindern damit die Ausbildung von Akne (im Gegensatz zum Testosteron). Und schließlich setzen sie den Cholesteringehalt im Blut herab und sollen daher die Ausbildung von Arteriosklerose (Gefäßverkalkung) verhindern.

*Die Gestagene* (auch Corpus-Luteum-Hormon oder Gelbkörperhormon): Sie werden vom Gelbkörper des Eierstocks ausgeschüttet. Sie haben die Funktion, die Gebärmutterschleimhaut, die von den Östrogenen stark entwickelt worden ist, für den Fall einer Befruchtung derart zu verändern, daß das Ei sich einnisten und gut wachsen kann. Sie ermöglichen schließlich eine Schwangerschaft, indem sie Kontraktionen und

_Hormone und Menstruationszyklus_

den Tonus* der Gebärmutter abschwächen. – Ein Übermaß an Gestagen erhöht den Appetit, fördert die Gewichtszunahme und bringt Müdigkeit, Depressionen, Verminderung der Libido und Akne mit sich.

---

\* Tonus: der durch Nerveneinfluß beständig aufrechterhaltene Spannungszustand der Gewebe, vor allem der Muskeln.

## Hormone und Menstruationszyklus

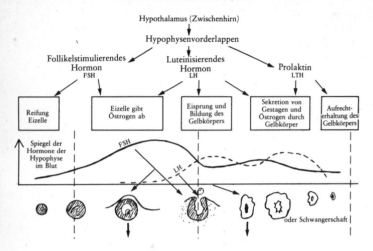

## Hormone und Menstruationszyklus

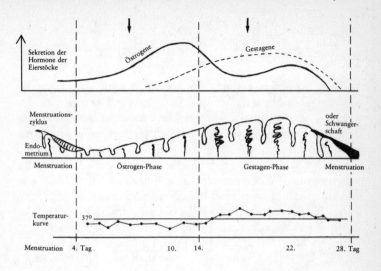

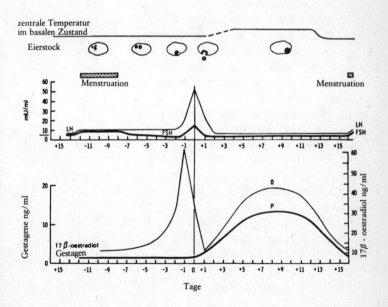

## 2. Unangenehme Symptome vor der Menstruation und dem Eisprung

Es ist nicht gerade einfach, mit so einem schwierigen Kapitel anzufangen. Aber da es der harmloseste Bereich ist, der zugleich am häufigsten Schwierigkeiten macht und doch von den Gynäkologen am wenigsten beachtet wird, springen wir ins kalte Wasser. Die vielfältigen unangenehmen Symptome, die Frauen beim Herannahen der Menstruation oder des Eisprungs haben können, scheinen nichts gemeinsam zu haben. Das, was die AmerikanerInnen unter dem Namen »prämenstruelles Syndrom« (PMS) zusammenfassen, kann sehr unterschiedlich sein: launische Anwandlungen (Lust auf Süßes), Schlafstörungen, verstopfte Drüsen (harte und schmerzempfindliche Brüste), Blähbauch, Darmverstopfung mit eventuellem Hämorrhoidenschmerz, Wassereinlagerung, Gewichtszunahme, eventuell Ödeme, Gallenkrise mit Schwierigkeiten bei der Entleerung der Gallenblase, Kopfschmerzen, Übelkeit, Erbrechen, Anfälle von Harnblasenentzündung, vermehrter Ausfluß, asthmaähnliche Beschwerden, Nesselsucht, Herpes, Akne, beginnende Mandelentzündung, Heiserkeit, Kreuzschmerzen, Bänderschwäche, die wiederholte Zerrungen zur Folge hat ...

Die überempfindliche Reaktion auf Sexualhormone, so als würde der Körper sich selbst mit ihnen vergiften, ist der Grund für all diese Symptome.

Das Follikelhormon bzw. jenes Östrogen, das vom Eierstock gebildet wird, ist für das Wuchern der Gebärmutterschleimhaut vor dem Eisprung verantwortlich, und es regt außerdem die Ausbildung der sekundären Geschlechtsmerkmale der Frau an. Es kann in diesem Zusammenhang zu einer *Follikelhormonüberproduktion* oder Hyperöstrogenie kommen.

Dafür kann es zwei Erklärungen geben. Die übermäßige Ausschüttung kann auf einem »Irrtum« des FSH (follikelstimulierendes Hormon) beruhen, das von der Hypophyse gebildet wird, oder es kann die Folge eines Gestagenmangels sein. Diese

*Vor Menstruation und Eisprung*

Hypothese findet unter MedizinerInnen immer mehr Beachtung, vor allem in den USA.

Es ist nicht auszuschließen, daß die unangebrachte Verwendung von Hormonen in der Lebensmittelindustrie auch eine Rolle spielt. Dies würde zum Beispiel die Häufigkeit von Überproduktion des Follikelhormons bei gynäkologischen Erkrankungen erklären (worüber ihr in den folgenden Kapiteln mehr erfahren werdet).

Auf jeden Fall steht fest, daß ein Östrogenüberschuß Magen-Darmstörungen, Wassereinlagerungen und übermäßige Anregung östrogenempfindlicher Gewebe (wie die Schleimhaut des Gebärmutterhalses, der Gebärmutter und der Brüste) bewirkt, wovon zu Beginn des Kapitels die Rede war.

## Was schlägt die Schulmedizin vor?

- östrogenhemmende Medikamente auf Gestagenbasis, die anovulatorische Zyklen (in denen kein Eisprung stattfindet) bewirken, wenn sie während des gesamten Zyklus oder vom 15. bis 25. Tag eingenommen werden;
- Beruhigungs- und Schlafmittel
- Psychotherapie
- harntreibende Mittel.

## Die Alternativen

*Ratschläge zur Ernährung*

*Weniger Salz (NaCl).* Alle Herzkranken und alle Menschen mit Übergewicht kennen diesen Rat, hier muß nur hinzugefügt werden, daß es eigentlich darum geht, industriell raffiniertes Tafelsalz zu meiden, weil es fast »rein« und daher einseitig ist; Meersalz ist weniger schädlich, ja, es ist ein lebensnotwendiges Element. Fleisch und Gemüse enthalten Salz. Salz spielt in vielen Vorgängen im Organismus eine Rolle, es sorgt unter anderem für einen gleichmäßigen Wassergehalt im Körper. Obwohl fleischhaltiges und vegetarisches Essen von vornherein Salz enthält, wird bei der Zubereitung und bei Tisch noch mehr Salz zugegeben. Mit ziemlicher Sicherheit benutzen wir alle viel zu viel Salz.

*Mehr Kalium (K).* Kalium regt die Darmtätigkeit an, wirkt regulierend auf die Nebenniere und spielt ebenfalls eine Rolle beim Wasserhaushalt des Körpers. Kalium findet sich in Reis, Weizen, Kartoffeln, Weintrauben, Bananen, Erdnüssen, Birnen, Datteln, Kohl, grünen Bohnen, Haselnüssen, Mandeln und in Pollen.

*Mehr Vitamin B6.* Es findet sich in grünem Gemüse, Soja, Kartoffeln, Eigelb, Pollen, Hefe ... Täglich werden 2-4 mg gebraucht.

*Magnesium (Mg) und Kalzium (Ca)* im Verhältnis 250 mg Mg auf 125 mg Ca pro Tag nehmen. (Siehe im Abschnitt »Schmerzhafte Menstruation«, in welchen Lebensmitteln sie enthalten sind.) Im Kampf gegen die Wassereinlagerung sollte frau auf keinen Fall weniger trinken. Wasser ist ein natürliches harntreibendes Mittel, und die Ausscheidungsorgane arbeiten besser, wenn viel Wasser im Körper zirkuliert.

*Mehr Vitamin A:* vor allem bei schmerzenden Brüsten gegen Ende des Zyklus. Vitamin A findet sich in Karotten, Knoblauch, Zwiebeln, Tomaten, Blattspinat, Pfirsich- und Brombeerblättern, Linsen, Runkelrüben, Johannisbeeren, Himbeeren und Brombeeren, Aprikosen, Zitronen, Blättern des Orangenbaumes, Hagebutten, Getreide, Ölfrüchten und Pflanzenölen. Mit einer giftfreien und vitaminreichen Ernährung beugt frau gegen Verstopfung vor, belastet die Leber nicht mit Gebratenem, gebackenen Eiern, Schokolade und Alkohol und regt die Gallenblase an mit Rettich, Artischocken und Oliven zum Aperitif. (Das V. Kapitel ist der Ernährung gewidmet.)

*Pflanzen und andere Naturheilmittel*

Hier ein Überblick über die Pflanzen, die in diesen Fällen nützlich sein können:

▷ *um die Östrogenüberproduktion zu bremsen:* gestagenähnliche Pflanzen (sie imitieren die Gestagene): Tinktur: Mönchspfeffer, Frauenmantel, Steinsamen (letzterer ist harntreibend, außerdem wirkt er hemmend auf die Hypophyse, weshalb die nord-

*Vor Menstruation und Eisprung*

amerikanischen Ureinwohnerinnen ihn auch als Verhütungsmittel benutzen!), Stechwinde (Sarsaparilla). Siehe auch Abschnitt »Amenorrhoe«.

*Hormonregulierende Pflanzen:* Mazerat oder Urtinktur: Blätter
der Himbeere und Schwarzen Johannisbeere, Hagebutte, Birke
(hier: Betula pubescens, ausgezeichnet bei Spannen der Brüste.
Betula alba wird als Diuretikum benutzt.), Hopfen und Nacht-
kerzenöl, das wegen seines reichen Gehalts an mehrfach ungesättigten Fettsäuren auch als Hormonregulator betrachtet
werden kann.

▷ *Pflanzen mit entschlackender Wirkung* und Heilmittel des
»Umfelds« mit tiefgreifender Wirkung:
- Magnesium als Spurenelement in Form von Dragees
- zur Entschlackung von Leber und Galle: Urtinktur: Boldo,
  Kinkelibah, Rettich, Lindenrinde, Zypresse, wilder Kümmel,
  Rosmarin, Thymian, wildes Stiefmütterchen;
- zur Entschlackung der Niere: Lindenrinde, wildes Stiefmüt-
  terchen, Graue Heide, Bärentraube, Hauhechel;
- Schachtelhalm (wichtiger Mineralspender, reich an Silizium)
- Pollen und Honig.

▷ *Beruhigungs- und Schlafmittel*
- Weißdorn, Pfingstrose, Schotenklee, Schwarze Bulte, Ane-
  mone, Passionsblume, Baldrian, Weide
Bei Schlafstörungen: Lithium als Spurenelement, Engelwurz,
Melisse, Schlüsselblume, Levkoje.

Am besten nimmt frau die hormonregulierenden Pflanzen wie
Himbeere, Schwarze Johannisbeere und Hagebutte zu Beginn
des Zyklus und in der zweiten Phase dann die gestagenähn-
lichen. Die Entschlackung sollte über den ganzen Zyklus verteilt werden, auf jeden Fall aber in der zweiten Phase erfolgen.

Die meisten der genannten Pflanzen kehren in den nächsten
Kapiteln wieder. Eine wollen wir jetzt gleich näher besehen:

*Vor Menstruation und Eisprung*

HAGEBUTTE, Frucht der Heckenrose (Rosa canina).
Besonders reich an Vitamin C, B, E, K, PP, A, Tannin, Pektin.
Eigenschaften: blutstillend, harntreibend, blutreinigend, kräftigend, Mittel gegen Blutarmut und Würmer.
Indikationen: Durchfall, weißer Ausfluß, Blutungen, Nierensteine, Vitaminmangel, Müdigkeit, Frühjahrskur, Ascaris (Wurmparasiten im Darm).
Anwendung: Buttentee, 5-10 Butten pro Tasse, 2 Minuten kochen, dann durch ein Tuch drücken, 3-4 Tassen pro Tag.

*Akupressur* (Massage der Akupunkturpunkte)
Ein einfacher Rat: Punkt 4 stimulieren (Dickdarm), Punkt 6 (Galle, Pankreas) ausstreichen. Lokalisierung der Punkte s.S.44.
*Stimulieren:* mit den Fingerspitzen in die Tiefe drücken, dabei die Finger leicht vibrieren lassen, im Uhrzeigersinn.
*Ausstreichen:* das ganze Umfeld des Punktes weiträumig im Gegenuhrzeigersinn massieren.

*Vor Menstruation und Eisprung*

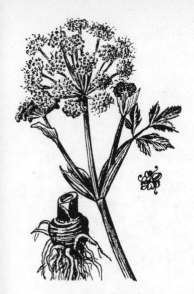

Engelwurz

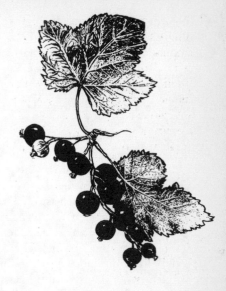

Schwarze Johannisbeere

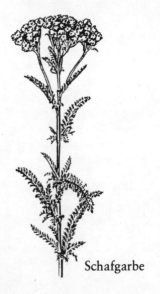

Schafgarbe

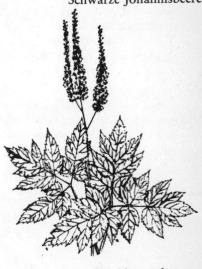

Schlangenkraut

# 3. Schmerzhafte Menstruation

Warum erleben so viele Frauen die Menstruation als ausgesprochen schmerzhaft? Bei einigen ist die Gebärmutter stark (zu stark?) nach hinten, d.h. zum Dickdarm hin geneigt und sitzt nicht aufrecht hinter der Harnblase (siehe Zeichnung in Anhang 3). Bei anderen ist die schmerzhafte Menstruation die Folge einer schweren Entzündung im kleinen Becken (Entzündung der Gebärmutter, der Eileiter, des Bauchfells). Einige haben eine Endometriose, eine gynäkologische Krankheit mit unklaren Ursachen, die darin besteht, daß Gewebe, das dem Endometrium* ähnlich ist, außerhalb der Gebärmutter angetroffen wird, auf den Eileitern, auf dem Bauchfell etc. Dieses Gewebe blutet während der Menstruation und ruft dadurch starke Schmerzen hervor (siehe Abschnitt »Blasenentzündungen«). Aber dies alles gilt nur für 20% der Frauen, die über schmerzhafte Menstruation klagen!
Außerdem haben viele Frauen, deren Gebärmutter nach hinten geneigt ist oder entzündet war, bei der Blutung keine besonderen Schmerzen!
Es bleiben die 80% Frauen, bei denen die Diagnose »funktionelle Dysmenorrhoe« lautet, die angeblich auf »Hysterie«, auf Ablehnung der Weiblichkeit, auf eine »masochistische Veranlagung« oder auf die Somatisierung psychischer Probleme zurückzuführen sei! (So z.B. Dr. Pasini, Genfer Sexologe, in seinem Kurs für MedizinstudentInnen.) Übrigens werden Homosexualität und gewisse »einsame Praktiken« (sic!) u.a. als Ursache für sekundäre Dysmenorrhoe angeführt. Doch überlassen wir die Frauenfeindlichkeit der Schulmedizin.
In der Frage der Menstruationshygiene widersprechen sich westliche und östliche MedizinerInnen. Amerikanische AutorInnen empfehlen, daß die Frau während der Blutung ihre normale Aktivität beibehält, sie soll sogar Sport treiben. Für die ChinesInnen

---

* Endometrium ist das Gewebe, das die Wände der Gebärmutter auskleidet.

## Schmerzhafte Menstruation

dagegen ist die monatliche Blutung der Frau eine Periode verminderter Abwehr, sie müsse deshalb von großer Anstrengung verschont werden! Immerhin ist es schon beachtlich, was da vorgeht: Die Sexualhormone fallen ab, die Schleimhaut löst sich, durch Kontraktionen der Gebärmutter wird ihr Hohlraum in wenigen Tagen ganz geleert. Der Schmerz kann von einem Krampf des Gebärmutterhalses herrühren, der einen Stau hervorruft. Dadurch bilden sich Blutklumpen, deren Ausscheidung noch schmerzhafter ist. Auch durch eine Behinderung im Becken kann die Kontraktion der Gebärmutter als schmerzhaft empfunden werden, etwa nach einer Entzündung um die Gebärmutter herum, vielleicht mit gleichzeitiger Verstopfung. Es ist außerdem möglich, daß verstärkte Schmerzen im Kreuz von einer nach hinten geneigten Gebärmutter oder einem Rückenleiden (in der Höhe der Lendenwirbelsäule oder des Kreuzbeins) herrühren und durch die Menstruation noch verstärkt werden.

Schmerzen, die durch Krämpfe des Gebärmutterhalses entstehen, müßten nach einer Schwangerschaft und vor allem nach einer normalen Entbindung verschwinden. Doch das ist wohl kaum als eine Therapie anzusehen.* Schmerzen bei der Kontraktion der Gebärmutter sind ein schwieriges Problem, es hat mit unserer seelischen Verfassung zu tun, die Umwelt spielt eine Rolle (Spannung/Entspannung), und ganz allgemein ist die Einstellung wichtig, die wir zu dem gesamten Bereich haben.

---

\* Die Betroffene kann auch eine Erweiterung des Gebärmutterhalses unter örtlicher Betäubung oder Vollnarkose vornehmen lassen; die Nerven können ausgeschaltet werden, indem man sie entfernt oder zerstört ... Ich erspare euch die Namen dieser Methoden.

*Schmerzhafte Menstruation*

## Was schlägt die Schulmedizin vor?

- Ovulationshemmung mit der Pille
- krampflösende und schmerzstillende Medikamente
- Entspannung
- unterstützende Psychotherapie

Schauen wir uns die betreffenden Schmerzmittel genauer an. Die meisten sind auf Azetylsalizylsäurebasis, das oft mit Koffein (ihr könnt genausogut Kaffee trinken) oder Codein kombiniert ist.

Die Neuproduktionen auf der Hormonpalette der USA sollen hier noch genannt werden: Mefenaminsäure (Mephenamin®), Ibuprofen (Motrin®), Prostaglandinhemmer (Meprobamat® und das entzündungshemmende Naproxen® bzw. Proxen®), die gewöhnlich bei Arthritisschmerzen verordnet werden. Die Nebenwirkungen auf den Magen sind bedauerlicherweise ähnlich wie bei Azetylsalizylsäure (Sodbrennen, Geschwüre).

## Die Alternativen

*Ratschläge zur Ernährung*

*Die Bedeutung von Kalzium.* Kalzium ist das wichtigste Element für den Knochenbau und spielt auch bei der Blutgerinnung und im Nervensystem eine Rolle. Dort wirkt es ausgleichend und ist deshalb auch für ein gutes Funktionieren des vegetativen Nervensystems notwendig. Es ist gerade dieser Teil des Nervensystems, der bei der schmerzhaften Menstruation »aufheult«. Kalzium ist enthalten in Weizen, Hafer, Walnüssen, Haselnüssen, Mandeln, Karotten, Kraut, Spinat, wildem Kümmel, Kartoffeln, Zwiebeln, Runkelrüben, ebenso in Milchprodukten, Käse und Pollen. Der Tagesbedarf an Kalzium beträgt zwischen 0,5 und 2 g. In 100 g Milch sind 100-120 mg enthalten. Das Problem ist also nicht, Kalzium zu finden, sondern es aufzunehmen. Kalzium kann nur zusammen mit den Vitaminen A, C, D absorbiert werden und mit Sonne!

*Magnesium* ist ein Wachstumsfaktor, wichtig für die Regeneration der Zellen, es sorgt für psychisches Gleichgewicht und für

_Schmerzhafte Menstruation_

ein gutes Zusammenspiel zwischen Vagus und Symphaticus. Es entschlackt die Leber und wirkt antiseptisch. Enthalten ist es in Weizen, Hafer, Roggen, Mais, Datteln, Spinat, Kartoffeln, Roten Beeren, Pollen sowie in einigen Obstsorten. Der tägliche Bedarf liegt bei 250 mg.

Der Magnesium-Mangel in Lebensmitteln entsteht z.B., wenn Getreide zu weißem Mehl ausgemahlen oder Salz zu stark raffiniert wird.

_Die Karotte_ ist reich an Vitamin A, B, C sowie an zahlreichen Mineralien: Eisen, Kalzium, Natrium, Kalium, Magnesium ... Die Karotte ist hauptsächlich für ihre regulierende Wirkung auf die Darmtätigkeit bekannt, aber sie hat daneben noch zahlreiche andere Eigenschaften, so macht sie das Blut flüssiger und die Blutung dadurch weniger schmerzhaft. Frau kann z.B. in der Woche vor der Menstruation jeden Morgen ein Glas frischgepreßten Karottensaft trinken.

Bei der Ernährung ist darauf zu achten, in der Woche vor der Menstruation tierisches Eiweiß zu meiden (Eier, Milchprodukte, Fleisch, Fisch), denn es ist schwer verdaulich und hat mehr Giftstoffe als pflanzliches Eiweiß (Gemüse, Getreide, Soja, andere Keimlinge, getrocknete Früchte). Ein Fastentag vor oder an dem 1. Tag der Menstruation kann die Entschlackung fördern.

Neben anderen Mitteln, die keine Medikamenteneinnahme verlangen, wollen wir auch die _Wärme_ erwähnen. Tatsächlich bringt eine Wärmflasche auf dem Bauch oder dem Rücken vielen Frauen Erleichterung.

Der Orgasmus läßt den Schmerz momentan völlig verschwinden, doch kann ihm unglücklicherweise eine weitere schmerzhafte Kontraktion folgen. Hier seien auch _Wickel mit erhitztem Meersalz_ erwähnt, die in einem Umschlag aus Mull oder dünnem Tuch aufs Kreuzbein gelegt werden.

_Gymnastik:_ Ich kann nicht umhin, schon in diesem ersten Kapitel eine Methode vorzustellen, die in jedes Kapitel passen würde, denn es handelt sich um Yoga-Übungen, speziell für die

*Schmerzhafte Menstruation*

weiblichen Sexualorgane. Diese Methode, die von Aviva Steiner (Israel) entwickelt wurde, verhilft zu einem besseren Zirkulieren der Energie und vor allem zu einer Kontrolle der Muskeln in der Region des kleinen Beckens. Frau lernt, sie zusammenzuziehen und dann auch zu entspannen! Aviva Steiner, eine Yoga-Lehrerin, ist durch verschiedene Länder gereist und hat »primitive« Tänze und Übungen gelernt, die schon seit Jahrhunderten von Frauen zur Kontrolle des Monatszyklus angewandt werden. Es handelt sich um eine Art Yoga und gleichzeitig ziemlich anstrengende Gymnastik, die Übung erfordert. Frau beginnt mit Bewegungen, die sie spüren lassen, wo die verschiedenen Muskeln liegen, danach kommen zu einer stimulierenden Musik drei Folgen von Übungen. Das Ganze dauert anderthalb Stunden. Die hauptsächliche Bewegung besteht darin, in einem heftigen Ruck das Becken nach vorne zu werfen und dabei alle entsprechenden Muskeln anzuspannen: Gesäß, Anus, Vagina. Durch sehr schnelle Wiederholung erhöht diese Bewegung die Durchblutung und richtet sie auf die Gebärmutter. Es ist unklar, wie das im einzelnen funktioniert, aber wenn frau diese Muskeln beherrscht und die Übungen vor der Menstruation ausführt, wird sie nicht nur schmerzfrei, sondern auch kürzer und weniger stark.

Wir werden in den nächsten Abschnitten auf diese Übungen zurückkommen, denn sie können auch bei unregelmäßigen Zyklen, verspäteter Menstruation usw. helfen.

## Pflanzen

### Schmerzstillende Pflanzen

SCHAFGARBE (Achillea millefolium)
Verwendet werden: blühende Spitzen
Eigenschaften: kräftigend, krampflösend, beruhigt Gebärmutter und Eierstöcke, fördert die Menstruation, wirkt blutstillend und harntreibend.

*Schmerzhafte Menstruation*

Indikationen: allgemeine Müdigkeit, Krämpfe, schmerzhafte Menstruation, Beschwerden im Klimakterium, Ausbleiben der Menstruation, Durchblutungsstörungen.
Aufguß: 30g pro Liter, 3 Tassen pro Tag.

ENGELWURZ (Angelica archangelica)
Verwendet werden: Samen, Wurzeln
Eigenschaften: anregend, verdauungsfördernd, krampflösend, Emmenagogum (ruft Blutung hervor und reguliert sie), »Magenbitter«.
Indikationen: Müdigkeit, Verdauungsstörungen, Leberunterfunktion, Störung der Menstruation.
Aufguß: 40g oder eine Handvoll pro Liter, nach jeder Mahlzeit
Tinktur: 20-30 Tropfen vor den Mahlzeiten.

FRAUENMANTEL (Alchemilla vulgaris)
Verwendet wird: die ganze Pflanze
Eigenschaften: blutstillend, erleichtert die Verdauung, harntreibend, entschlackt die Organe (Leber), mit besonderer Wirkung auf die weiblichen Sexualorgane, Beruhigungsmittel.
Indikationen: schmerzhafte, sehr starke Menstruation, Krämpfe, Überlastung der Leber, Kopfschmerzen.
Sud: 1 Handvoll pro Liter
Tinktur: 3 mal 10 Tropfen pro Tag.

SCHLANGENKRAUT (Cimicifuga racemosa)
Verwendet werden: Wurzeln
Eigenschaften: gleicht Reflexe des Nervensystems aus, wirkt krampflösend auf die Gefäße, harntreibend.
Indikationen: Entbindung, Neuralgie, Anspannung, Krämpfe, Schmerzen bei der Menstruation.
Wurzelsud: 1 Teelöffel pro Tasse, 3 Tassen pro Tag.
Die Pflanze hat einen ziemlich ekelhaften Geschmack, der frau ein wenig »wegtreten« läßt (andere würden sagen, er versetze in einen Schwebezustand), aber nicht unangenehm.

*Schmerzhafte Menstruation*

FRAUENWURZEL/BLAUER HAHNENFUSS
(Caulophyllum thalictroides)
Wurzelsud ist besonders angezeigt bei Krampfschmerzen des
Gebärmutterhalses, die mit der Blutung auftreten können, oder
bei verspäteter Menstruation (s.a.S.40).

KAMILLE (Chamomilla)
Verwendet werden: Blüten
Eigenschaften: krampflösend, schmerzstillend, magenanregend,
fördert die Bildung von weißen Blutkörperchen, führt Blutung
herbei.
Indikationen: Migräne, Verdauungsbeschwerden, schmerzhafte
Menstruation.
Äußere Anwendung: bei Konjunktivitis (Bindehautentzün-
dung)
Aufguß: 1 Eßlöffel pro Tasse
Urtinktur: 10 Tropfen, 2 mal täglich

*Hormonregulierende Pflanzen*

HIMBEERE (Rubus idaeus)
Verwendet werden: Blätter, Knospen
Eigenschaften: blutstillend, harntreibend, Abführmittel, »Ma-
genbitter«, Steroidhormon-ähnlich.
Indikationen: Erkrankungen des Rachens, Bronchitis, Nieren-
erkrankungen, Verstopfung, schmerzhafte Menstruation.
Mazerat aus den Knospen ID: 30-150 Tropfen täglich, vom 5.
Tag des Zyklus bis zur nächsten Menstruation.

SCHWARZE JOHANNISBEERE (Ribes nigrum)
Verwendet werden: Blätter, Wurzeln
Eigenschaften: harntreibend, bindet Harnstoff und Harnsäure,
Rheumamittel, regt Leber, Galle und Nieren an, entzündungs-
hemmend, entschlackend, hormonregulierend (wirkt auf
Nebenniere und Eierstöcke).
Indikationen: Rheuma, Arthritis, Migräne, Beschwerden im
Klimakterium, Allergien.

_Schmerzhafte Menstruation_

Mazerat aus Knospen in 1. Dezimalverdünnung: 30-150 Tropfen täglich, allerdings nicht während der Menstruation.

Aus der _chinesischen Medizin_ sind nur zwei Pflanzen bei uns erhältlich:

INGWER (Zingiber officinale)
Verwendet wird: Wurzel
Eigenschaften: Bei uns ist Ingwer als Mittel zur Verdauung, Anregung, Stärkung und Fiebersenkung bekannt. Frisch abgekocht hilft Ingwer Frauen, die unter Krämpfen leiden (die von Wärme beruhigt werden), die eine weiße Zunge und kaum schwarz-rotes Blut bei der Menstruation haben.

SALBEI (Salvia officinalis)
ist eine Pflanze, die Östrogene imitiert, wobei Salvia sclarea (Muskatsalbei) anscheinend stärker wirkt als Salvia officinalis. Sie wird im Abschnitt »Unregelmäßige Menstruation« ausführlich behandelt. Ihre Anwendung ist Frauen anzuraten, die eine sehr starke, hellrote Blutung haben; dazu Bauchkrämpfe, die Kälte mögen und Wärme nicht vertragen; für Frauen mit hochrotem Gesicht, die durstig und ausgetrocknet sind, braunen, konzentrierten Urin ausscheiden, Verstopfung haben und eine gelbe, belegte Zunge.

Ein Beispiel für Zäpfchen:
Baldriantinktur:                    0,1  g
Urtinktur Schierling:               0,01 g
Urtinktur Roßkastanie:              0,05 g
Bindemittel qsp 2g für ein Zäpfchen*
10 Vaginalzäpfchen

* qsp: soviel wie nötig, um die angegebene Menge zu erreichen.

# 4. Unregelmäßige Menstruation

## Verfrühte Menstruation (um 8-9 Tage)

*Die Schulmedizin* kennt drei unterschiedliche Formen der verfrühten Menstruation:

1. aufgrund eines Gestagenmangels
   Hierbei ist die zweite Phase des Zyklus verkürzt, da der Gelbkörper nicht richtig arbeitet. Behandlung: Progesteron während der zweiten Hälfte des Zyklus.

2. aufgrund eines verfrühten Eisprungs
   Es können kleine Mengen Östrogen gegeben werden. Oder die Pille wird empfohlen in der Hoffnung, daß der Zyklus sich nach einigen Zyklen wieder normalisiert.

3. aufgrund eines anovulatorischen Zyklus
   Diese Art ist jedoch sehr viel seltener. Behandlung: Es wird Dyneric® verordnet, das den Eisprung hervorruft und für seine Drillings-, ja Fünflingsgeburten bekannt ist.[*]


### Pflanzenheilkunde

SALBEI (Salvia officinalis)
Verwendet werden: Blätter, Blüten
Eigenschaften: allgemeines Stärkungsmittel, auch für die Nerven, stimuliert die Nebennierenrinde, harntreibend, führt die Blutung herbei, Verdauungsmittel, fördert die Empfängnis und Entbindung, »Milchhemmer«, Mittel gegen das Schwitzen, senkt den Blutzuckerspiegel.
Indikationen: Rekonvaleszenz, Nervenleiden, Asthma, Schweißausbrüche, Adenitis (Lymphdrüsenentzündung), ungenügende oder schmerzhafte Menstruation, Klimakterium, Unfruchtbarkeit, Vorbereitung zur Entbindung.

---

[*] Anm. des Verlages: Der anovulatorische Zyklus wird nur mit Dyneric® behandelt, wenn ausdrücklicher Kinderwunsch besteht.

Aufguß: 20 g oder 2 Eßlöffel Blätter und Blüten pro Liter, 3 Tassen pro Tag
Tinktur: 30-40 Tropfen, 2 mal täglich
*Achtung!* Das ätherische Öl kann schon in kleinen Mengen epileptische Anfälle auslösen. Für den Gebrauch als ätherisches Öl wird deshalb die Salvia sclarea (Muskatsalbei, ohne Cetone) vorgezogen.

Es gibt noch weitere hormonregulierende Pflanzen wie die Schwarze Johannisbeere, die Himbeere, die Brombeere und die

HECKENROSE (Rosa canina)
Verwendet werden: Blüten, Blätter und Früchte (Hagebutten)
Eigenschaften: Mittel zum Abführen, zur Stärkung und Wundheilung. Die Früchte haben noch weitere Eigenschaften: blutstillend, harntreibend, blutreinigend, blutbildend.
Indikationen für Blätter und Blüten: Müdigkeit, Nierensteine, Wunden (äußere Anwendung).
Indikationen für die Früchte: weißer Ausfluß, Blutungen, Vitaminmangel.
Es ist noch anzumerken, daß auch die *chinesische Medizin* die Anwendung von Salbei und Heckenrose bei verfrühter Menstruation kennt.
Aufguß: 2 Eßlöffel Blüten und Blätter pro 1 Liter Wasser, 3-4 Tassen täglich.
Buttentee: 5-10 Butten pro Tasse, 2 Minuten kochen, dann durch ein Tuch drücken, 3-4 Tassen täglich.

## Verspätete Menstruation (um 8-9 Tage)

Die *Schulmedizin* spricht von Oligomenorrhoe (Zyklen von mehr als 35 Tagen), die sie auf drei mögliche Ursachen zurückführt:

1. auf zu viel Gelbkörperhormon, eventuell mit Zystenbildung am Eierstock. Behandlung: Östrogengabe, die die Gelbkörperhormonbildung hemmen soll. Bei einer Zyste werden chirurgische Eingriffe vorgenommen.

*Verspätete Menstruation*

2. auf eine verspätete Ovulation.

3. auf einen anovulatorischen Zyklus. Behandlung erfolgt mit Mitteln, die den Eisprung auslösen. Es ist allerdings die Frage, ob nicht eine Behandlung mit starken Hormongaben einen Hormonhaushalt, der ohnehin gestört ist, nur noch mehr aus dem Gleichgewicht bringt. Deshalb verzichten wir bei »kleinen endokrinen Störungen« wie unregelmäßigen Blutungen auf ihre Anwendung und beschränken sie auf die schweren endokrinen Krankheitsbilder wie Addisonsche Krankheit und das Cushing-Syndrom.*

## Die Alternativen:

In der *Pflanzenheilkunde* verwenden wir eine der weiter vorne genannten hormonregulierenden Pflanzen und / oder die folgenden:

HIMBEERE (Rubus idaeus)
Verwendet werden: Blätter
Eigenschaften: blutstillend, harntreibend, Abführ- und Verdauungsmittel.
Indikationen: unregelmäßige Zyklen, Erkrankungen des Rachens und der Bronchien, Nierenerkrankungen, Verstopfung, schmerzhafte Menstruation.
Mazerat aus Knospen (1:10): 50 Tropfen morgens, allerdings nicht während der Menstruation.

KREUZKRAUT (Senecio jacobea)
Verwendet wird: die ganze Pflanze
Eigenschaften: besondere Wirkung auf die weiblichen Sexualorgane, löst Blutung aus, beruhigt schmerzhafte Menstruation, hustenlösend.

---

* Anm. des Verlags: Addisonsche Krankheit: primäres chronisches Versagen der Nebennierenrinde; Cushing-Syndrom: entsteht durch vermehrte Kortisolproduktion oder übermäßige Zufuhr von Cortison.

*Verspätete Menstruation*

Indikationen: Ausbleiben der Menstruation, schmerzhafte Blutung, Blutarmut, manche Arten von weißem Ausfluß, Bronchitis, äußere Anwendung bei Mandelentzündung und anderen Entzündungen, Wespenstich.
Sud: 25 g pro Liter, 2-3 Tassen pro Tag.
Tinktur: 20-100 Tropfen täglich.

Die *chinesische Medizin* verwendet *Salbei* wie bei verfrühter Menstruation. Außerdem *Engelwurz*, die wir bei der schmerzhaften Menstruation näher betrachtet haben. Alle Bemerkungen zur *chinesischen Medizin* sind nur kurze Hinweise, weil so viele ihrer Pflanzen bei uns unbekannt sind. Aus dem riesigen Gebiet der *Akupunktur* haben wir die Massage einiger weniger Punkte herausgegriffen.

Verfrühte oder verspätete Menstruationen können manche Frauen vor die Frage stellen, ob sie keine Kinder bekommen können oder ob sie ungewollt schwanger sind.
Tatsächlich können unregelmäßige Menstruationen, also Zyklen, in denen kein Eisprung stattfindet, eine Befruchtung erschweren. Hierzu möchten wir die Arbeit von Frau Dr. Kousmine vorstellen. Frau Dr. Kousmine (Lausanne) hat in 40 Jahren Forschungsarbeit einen Zusammenhang zwischen der Ernährung und degenerativen Krankheiten (chronische, fortschreitende Arthritis, Multiple Sklerose und Krebs) auf der einen Seite festgestellt und zwischen Dysfunktion des Menstruationszyklus und Schwierigkeiten bei der Befruchtung auf der anderen Seite.
Unsere Ernährung ist gleichzeitig zu üppig und zu mangelhaft. Dieses Problem wird sich nicht lösen, solange wir weißes Auszugsmehl verwenden, das seiner Vitamine und Mineralien beraubt ist und damit aller lebenswichtigen Katalysatoren; solange wir raffinierten Zucker essen; solange wir unsere Lebensmittel durch Kommerzialisierung und falsche Zubereitung zerstören, werden wir durch »medizinischen« Ersatz wie z.B. Kalzium, Vitamin C, Eisen, Kleie in konzentrierter Form

den Mangel nie ausgleichen können. Die Funktionen der Gebärmutter, der Eierstöcke und der Eileiter werden durch unsere Ernährungsgewohnheiten beeinträchtigt (siehe dazu Frau Dr. Kousmines Buch und die Bedeutung, die sie den Vitaminen E und F zuschreibt; Anhang 6).

## Vitamin E

Die biochemische Funktion ist nicht eindeutig geklärt; aber es schützt die mehrfach ungesättigten Fettsäuren (Vitamin F), das Vitamin A, die Hormone der Hypophyse, der Nebenniere und der Geschlechtsorgane vor einem vorzeitigen Zerfall durch Oxidation. Ein Mangel an Vitamin E kann einen vorhandenen Vitamin- und Hormonmangel noch verstärken. Tierisches Eiweiß enthält kaum Vitamin E. Es kommt vor in grünem Gemüse, vor allem aber in Nüssen und Getreide, wo es sich in den Keimlingen und der Kleie anreichert. Vitamin E geht beim Ausmahlen des Getreides, nicht aber beim Kochen verloren. Weizenkeimöl ist besonders reich an Vitamin E.

## Vitamin F

Es umfaßt einige mehrfach ungesättigte Fettsäuren, die die Durchlässigkeit der Zellmembranen regulieren und für die Bildung zahlreicher Stoffe, wie etwa der Prostaglandine, verantwortlich sind. Leinsamen, Nachtkerze, Sonnenblumenkerne, Sesam, Saflor sind besonders reich an Vitamin F, was nur erhalten bleibt, wenn die Öle daraus kalt gepreßt werden. Das Cholesterin, ein wertvoller Grundstoff, aus dem der Organismus das Vitamin D sowie die Sexual- und Nebennierenhormone synthetisiert, bildet zusammen mit den mehrfach ungesättigten Fettsäuren sehr leicht lösliche Salze. Fehlen die ungesättigten, bindet es sich an gesättigte Fettsäuren. Die daraus entstehenden Salze sind schwer löslich und setzen sich ab: als gelbe Depots in der Haut, der Schleimhaut oder den Blutgefäßen (als gelber Ring um die Iris sichtbar) oder auch in Form von Gallensteinen, eine häufige Erscheinung bei all denen, die ein Übermaß an tierischen Fetten und wenig pflanzliche Öle zu sich nehmen. Die Folge sind unter anderem Hormonstörungen.

## Verspätete Menstruation

Wir wollen jetzt auf die *Yoga-Übungen und die Gymnastik von Aviva Steiner* zurückkommen, die wir schon im Abschnitt »Schmerzhafte Menstruation« dargestellt haben. Es gibt eine spezielle Folge von Übungen für die Zeit des Eisprungs. Bestimmte Bewegungen, eine bestimmte Aufeinanderfolge von Übungen regen die Gefäßbildung um den Eierstock an. Dieser wird so besser ernährt, und die Eileiter erhalten einen rhythmischen Tonus, der die Eizelle dann in gewünschter Weise befördert. Um die Menstruation hervorzurufen, werden ganz ähnliche Übungen vorgeschlagen wie für den Eisprung. (Die Serie »Ovulation« dauert nur 10 Minuten, während die erste Serie »Menstruation« 25 Minuten dauert und die zweite 45 Minuten.) Der Blutdruck wird dadurch so stark erhöht, daß es zu einem Blutandrang und zu Bindegewebsblutungen in der Gebärmutterschleimhaut kommt, die darauf wie auf den Beginn der Menstruation reagiert. Durch diese Bewegungen kann frau tatsächlich die Menstruation hervorrufen, selbst wenn eine Schwangerschaft besteht! Nach Auskunft von Israelinnen ist die Methode bis zu 10 Tagen nach Ausbleiben der Blutung wirksam.

Im folgenden betrachten wir die verzögerte Menstruation, die auf einer ungewollten Schwangerschaft beruht.

Wir wollen hier nicht Aviva Steiners Methode anpreisen, sie läßt sich nicht erst dann erlernen, wenn die Menstruation schon ausgeblieben ist. Es braucht Monate, bis frau die Bewegungen beherrscht, deshalb auch viel Engagement und Durchhaltevermögen. Diese Methode verlangt also mehr Arbeit als alle anderen, die wir kennen, die Schleimuntersuchung eingeschlossen. Die Holländerinnen schlagen vor, schon am 21. Tag des Zyklus damit zu beginnen, die Menstruation herbeizu»tanzen«, damit genügend Zeit dafür vorhanden ist. Erst wenn frau die Übungen schon mehrere Monate beherrscht, kann sie riskieren, nur an dem Tag, an dem die Menstruation erwartet wird, zu »tanzen« oder kurze Zeit später.

Ist das wirklich natürlich? Auf jeden Fall, denn der darauffolgende Zyklus ist normal und hat auch einen Eisprung. Nur

## Verspätete Menstruation

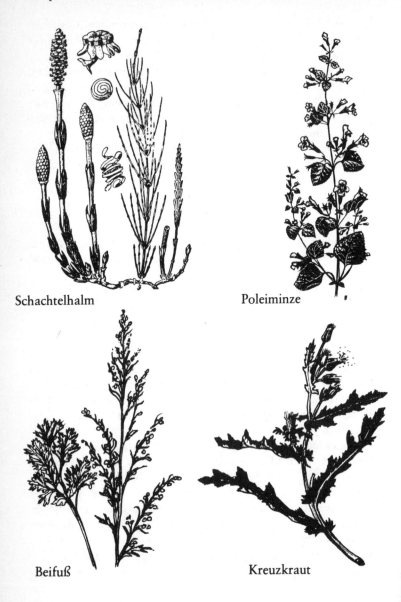

Schachtelhalm

Poleiminze

Beifuß

Kreuzkraut

*Verspätete Menstruation*

wenigen ist klar, wie viele vorzeitige Fehlgeburten es im Leben einer heterosexuellen Frau gibt, von denen sie gar nichts merkt (mit oder ohne Spirale).

Da wir leider die Übungen nicht erklären können, ohne sie zu zeigen, und da wir uns darüber klar sind, daß das frustrierend ist, haben wir im Anhang die Adressen der Frauengruppen aufgeführt, die die Übungen in Israel, Holland, Deutschland, Italien, Frankreich und der Schweiz ausführen.

Nun wollen wir auf eine weiter verbreitete Methode eingehen: *Die Pflanze als Emmenagogum* (die die Menstruation hervorruft):

POLEIMINZE (Mentha pulegium)
Verwendet wird: die ganze Pflanze
Eigenschaften: ruft die Menstruation hervor, hustenlösend, erleichtert die Entleerung der Gallenblase (Cholagogum) und die Verdauung.
Indikationen: Bronchitis, Keuchhusten, Unterfunktion der Galle, träge Verdauung (hier wirkt sie wie die Minze).
Aufguß: 1 Teelöffel auf 1 Tasse Wasser, 3 Tassen täglich, maximal 6 Tage lang.
*Achtung!* Das Öl der Poleiminze ist giftig! Symptome: Übelkeit, Hände und Beine werden gefühllos. In Colorado sind zwei Frauen gestorben, die das Öl von Poleiminze genommen hatten, um abzutreiben, allerdings in sehr hohen Dosen von mindestens 1 Unze (28g)!

BEIFUSS (Artemisia vulgaris)
Verwendet wird: die ganze Pflanze
Eigenschaften: Emmenagogum, krampflösend, Mittel gegen Epilepsie.
Indikationen: Ausbleiben der Menstruation, besonders in Verbindung mit Blutarmut oder Lymphatismus (geschwollene Lymphdrüsen, aufgedunsenes Gesicht, belegte Zunge, Blässe), epileptischer Anfall, nervöse Beschwerden, Krämpfe bei Säuglingen.

*Verspätete Menstruation*

Aufguß: 1 Teelöffel Blätter oder Blüten pro Tasse, 3 Tassen pro Tag, maximal 6 Tage lang.

*Achtung* vor Überdosis! Über 40g pro Liter rufen Leber-, Nierenbeschwerden und Krämpfe hervor.

Kontra-Indikationen: Entzündung der Gebärmutter, nach Infektion im kleinen Becken.

Die *ChinesInnen* kennen schon seit Jahrhunderten die hervorragende Wirkung des Beifuß als Blutstiller und bei der Regulierung des Menstruationszyklus. Vor allem aber verwenden sie ihn zu *moxas*, dabei läßt man ein kleines Häufchen Pulver auf einem Akupunkturpunkt abbrennen.

SCHLANGENKRAUT (Cimicifuga racemosa)

Verwendet werden: Wurzel, ganze Pflanze

Eigenschaften: gleicht Reflexe im Nervensystem aus, wirkt krampflösend auf Blutgefäße, Mittel gegen Asthma, harntreibend, Emmenagogum.

Indikationen: Entbindung, Neuralgie, Kopfschmerzen, schmerzhafte Krämpfe während der Menstruation, Muskelkrämpfe, die durch die Menstruation noch verstärkt werden.

Wurzelsud: den Aufguß 10 Minuten lang bei geschlossenem Deckel kochen lassen, 1 Teelöffel pro Tasse, 3 Tassen pro Tag, maximal 6 Tage lang.

FRAUENWURZEL/BLAUER HAHNENFUSS

(Caulophyllum thalictroides)

Verwendet wird: Wurzel

Eigenschaften: imitiert das Oxytocin (wehenauslösendes Hormon), krampflösend, harntreibend, Emmenagogum, Beruhigungsmittel.

Indikationen: erleichtert die Entbindung, die Ausstoßung der Nachgeburt, Schmerzen während der Menstruation, zur Vorbereitung auf die Entbindung, Koliken, Krämpfe, Rheuma, wirkt sowohl gegen Krämpfe der Gebärmutter als auch bei einem zu geringen Tonus der Gebärmutter.

Sud: 3 Teelöffel pro Tasse, 3 Tassen pro Tag

_Verspätete Menstruation_

In der _Homöopathie_ verwenden Frauen die Frauenwurzel gegen krampfartige Schmerzen am Gebärmutterhals, wenn sie gewöhnlich geringe Blutungen haben und vor allem am ersten Tag der Menstruation leiden etc.; als Globuli (homöopathisches Mittel in Form von Kügelchen) Größe 4 oder 5: fünf Kügelchen alle Viertelstunde, wenn Besserung eintritt, in größeren Abständen.

PETERSILIE (Petroselium sativum)
Verwendet wird: die ganze Pflanze
Eigenschaften: anregend, Mittel gegen Blutarmut, entschlackend, harntreibend, reguliert die Menstruation, regt die glatte Muskulatur an (Darm, Harnwege, Gallengänge, Gebärmutter).
Indikationen: Blutarmut, Müdigkeit, Rheuma, Gicht, schmerzhafte Menstruation, übermäßige Milchproduktion während der Stillzeit.
Äußerliche Anwendung: bei Milchstauung.
Sud: ganze Pflanze 10 Minuten lang kochen, 1 Teelöffel pro Tasse, 3 Tassen täglich, oder 50g pro Liter, 2-3 Tassen täglich.
_Achtung_ vor Überdosierung! Petersilie ist giftig, die Samen wirken noch stärker als die Pflanze, ihre Anwendung ist deshalb gefährlich, vor allem für die Nieren.

_Unsere Erfahrung im Frauengesundheitszentrum:_
Die Erfolgsquote lag bei 60-80%, je nach Gruppe der Frauen, die eine ungewollte Schwangerschaft befürchteten. Diese Zahl sagt allerdings nicht viel aus, denn wir wissen nicht, wie viele von ihnen wirklich schwanger waren. Die Frauen haben immer zweierlei Pflanzen gleichzeitig genommen (außer der Kombination Beifuß-Poleiminze; zumeist wurde jedoch eine von beiden angewendet.) Als beste Kombination stellte sich heraus: Poleiminze-Frauenwurzel. Bei einer kurzen Verzögerung der Blutung scheinen diese Pflanzen sehr wirksam zu sein. Ihre Wirksamkeit läßt allerdings 6 Tage nach dem Ausbleiben der Menstruation merklich nach, dennoch ist die Methode auch danach noch interessant, solange ein Schwangerschaftsurintest

*Verspätete Menstruation*

noch nicht möglich ist (bis vor kurzer Zeit war ein verläßlicher Test erst nach 12 Tagen möglich; jetzt gibt es aber einen Urintest, der schon ab dem 3. Tag nach Ausbleiben der Menstruation positiv wird.) Wenn die Pflanzen wirksam sind, bleiben keine Rückstände in der Gebärmutter zurück.

Die Pflanzen scheinen dann nicht zu wirken, wenn die Menstruation nach Pilleneinnahme ausbleibt, und sie scheinen eine geringere Wirkung zu haben, wenn sich die Menstruation bei einem unregelmäßigen Zyklus verzögert.

In Santa Fé, New Mexiko, hat ein Frauenkollektiv diese Pflanzen untersucht. Sie haben mit der Baumwollpflanze noch bessere Ergebnisse erzielen können als mit Poleiminze. Deshalb haben wir auch diese sechste Pflanze in unsere Praxis einbezogen.

BAUMWOLLE (Gossypium herbacetum)
Verwendet wird: Wurzelrinde
Eigenschaften: Emmenagogum, imitiert Oxytocin
Indikationen: Vorbereitung zur Entbindung, verspätete Menstruation, schmerzhafte Menstruation.
Sud: 10 Minuten, 1 Teelöffel pro Tasse, 3 Tassen pro Tag, maximal 6 Tage lang.

Ganz wichtig ist: Je früher die Pflanzen genommen werden, desto wirksamer sind sie. Die einzige Voraussetzung ist, daß der Zyklus zu Ende geht. Ganz kurz nach der Ovulation läßt sich keine Blutung einleiten, denn die Gebärmutterschleimhaut löst sich nicht ab, bevor sie nicht »reif« ist. Es ist also sinnvoll, die Tees vom Vortag der erwarteten Menstruation an einzunehmen oder am Tag selbst oder bis zu zehn Tagen danach. Die ersten 6 Tage ist die Erfolgsquote sehr hoch (60-80%). Wenn frau erst 6 Tage, nachdem die Menstruation ausgeblieben ist, mit den Tees anfängt, fällt die Erfolgsquote auf 20% ab.

Aufgrund unserer jahrelangen Erfahrung empfehlen wir nicht mehr, die Tees noch zu nehmen, wenn die Menstruation schon 6 Tage ausgeblieben ist. Immerhin: für diejenigen, die unter den 20% sind, lohnt es sich natürlich. Die neuen Schwangerschafts-

*Verspätete Menstruation*

früherkennungstests werden unsere Praxis allerdings verändern und eine genauere Untersuchung ermöglichen.

Welche Nebenwirkungen können auftreten? Vor allem Kontraktionen der Gebärmutter, die um so stärker sind, je länger die Verzögerung ist. Manchmal auch Übelkeit oder ein leichtes Schwindelgefühl. Während dieser Tage sollte frau nur leichte Kost zu sich nehmen.

Wir kombinieren immer zwei Pflanzen:

| | |
|---|---|
| Baumwolle | Petersilie |
| Poleiminze mit | Frauenwurzel |
| Beifuß | Schlangenkraut |

Dreimal täglich 1 Teelöffel, die Blätter als Aufguß (Beifuß und Poleiminze), die Wurzeln als Sud. Es sind also jeden Tag 6 Tassen zu trinken, maximal 6 Tage lang.

*Achtung vor Überdosis!* Die 6 Einnahmetage nicht überschreiten, 10 Tage nach Ausbleiben der Menstruation nicht mehr mit den Tees beginnen. Gut informierte Frauen fangen mit der Einnahme zum frühestmöglichen Zeitpunkt an. Es ist nicht notwendig, die Pflanzen weiter zu nehmen, wenn die Menstruation eingetreten ist.

Alle diese Pflanzen sind bei uns heimisch, außer Frauenwurzel, die wir aus den USA beziehen.

Weitere Pflanzen, die die Menstruation einleiten: Anemone, Schafgarbe, Stinkstrauch, Ananas, Haarstrang, Kreuzkraut, Ringelblume, Ziest, Gamander, Aberraute, Baldrian, Weinraute, Aloe, Keulenbärlapp, Sadebaum, Ackergauchheil, Gelbwurz, Mutterkorn von Roggen und Ysop.

*Selbstmassage*, die gut während der Einnahme der Tees durchgeführt werden kann:

*Massage der Fuß-Innenknöchel*, ausgehend von den Reflexzonen der Gebärmutter entlang der Meridiane Galle-Pankreas und Leber (s.a.Abb.S.213). Es wird ein L im Halbkreis um den Innenknöchel beschrieben. Mit dem Daumen drückt man

43

*Verspätete Menstruation*

ziemlich fest in die Tiefe, auf jeder Seite 5 Minuten lang, mehrmals am Tag, als »würde man einem Flußbett folgen«.
Es gibt eine weitere Massage, die die Frau allerdings nicht selbst vornehmen kann, sondern nur eine professionelle Masseurin oder jemand mit Massageausbildung und praktischer Erfahrung. Unsere Erläuterungen sind bestimmt nicht ausreichend. Die Massage besteht in ziemlich tiefgehenden Griffen, die das Bindegewebe »reißen«, und zwar an den Stellen, wo die Reflexzonen der Gebärmutter stimuliert werden können, d.h. im Kreuz, dem

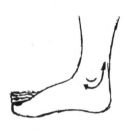

Daumen

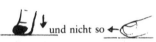

und nicht so

Gesäß und am Ansatz der Oberschenkel. Das Bindegewebe ist dann erreicht, wenn die Massage schmerzhaft ist.
Im Gesundheitszentrum versuchen wir über drei Tage hinweg, diese Massage mit gleichzeitiger Akupunkturbehandlung vorzunehmen (insgesamt 1 1/2 Stunden).

*Akupunktur:*
Folgende Erläuterungen können für Frauen nützlich sein, die die Akupunktur schon kennen. Es kommt darauf an, *Punkt 6 Galle-Pankreas* (6 P) zu stimulieren. Er liegt auf einer vertikalen Achse, die 4 fingerbreit (der behandelten Frau) über dem Innenknöchel beider Beine verläuft. Ein weiterer Punkt ist der *Punkt 4 Dickdarm* (4 D) auf den beiden Händen: Wenn Daumen und Zeigefinger eng zusammengelegt werden, befindet sich der Punkt 4 auf dem höchsten Punkt der Erhebung, die von den Weichteilen gebildet wird.
Die Nadeln bleiben 30 Minuten in der Haut. Währenddessen werden sie stimuliert, indem man sie alle 2 Minuten im Uhrzeigersinn dreht, bis sie wieder festsitzen (dies kann einen kleinen örtlichen Krampf auslösen). Wenn sich die Frau während der

Sitzung auf ihren Unterleib konzentriert, kann sie die Stimulation unterstützen. Sie spürt dann eine Wärmeentwicklung im Unterbauch. Die Kontraktionen können schon in der nachfolgenden Stunde oder in der Nacht anfangen. Nach unserer Erfahrung wirken diese Methoden kaum bei Frauen, die der Schwangerschaft ambivalent gegenüberstehen (d.h., die sie trotz allem insgeheim wünschen).

Wie für die Pflanzen gilt auch für die Massagen und die Akupunktur, daß sie nicht wirken, wenn die Verzögerung der Menstruation auf eine Zyklusstörung (z.B. durch die Pille) oder Amenorrhoe zurückzuführen ist, es sei denn, es geht um die Behandlung chronischer Beschwerden.

Die beiden letztgenannten Methoden, Bindegewebsmassage und Akupunktur, sind ziemlich schwierig und verlangen sowohl von der ausführenden Person als auch von der behandelten Frau große Energie. Nach Ansicht mancher Therapeutinnen können sie eine ausgleichende Nachbehandlung erforderlich machen, das gilt besonders für die Akupunktur.

# Blutungen

*Zwischenblutungen, zu starke Menstruation*

Die zahlreichen Ursachen für eine Blutung erfordern, daß wir hier mehrere behandeln, um die Mechanismen verständlicher zu machen. Zum Beispiel stellt sich die Frage: Ist es möglich, daß eine Schwangerschaft besteht? Seit kurzer Zeit gibt es einen Schwangerschaftsurintest, der schon 3 Tage nach Ausbleiben der Blutung wirksam ist (die Fehlerquote nach 3 Tagen ist allerdings höher als nach 12 Tagen). Schon 10 Tage nach der Befruchtung, also noch vor dem Ausbleiben der Menstruation, kann eine Blutuntersuchung (auf Verschreibung eines Arztes) eine Schwangerschaft nachweisen.

*Blutungen*

– Frau zählt vom ersten Tag der letzten Menstruation an die Tage und Wochen. Im Moment der Einnistung der Eizelle in die Gebärmutterschleimhaut kann eine kurze Blutung auftreten. Zu dem Zeitpunkt, an dem die Menstruation erwartet wird, kann es eine sogenannte »falsche Menstruation« geben, ohne daß die Schwangerschaft beeinträchtigt wird.
– Zwischen der 6. und 10. Woche können Blutungen auftreten, falls die Placenta nicht genügend Hormone absondert (die Placenta löst während der Schwangerschaft die Eierstöcke in der Hormonproduktion ab).
– Die Frucht kann auch spontan abgehen, falls Fehlbildungen vorliegen.
– Zu diesem Zeitpunkt wissen aber die meisten Frauen, daß sie schwanger sind. Wir wollen hier Blutungen, die nach dem ersten Drittel der Schwangerschaft auftreten, nicht berücksichtigen. Bei den Blutungen in den ersten 3 Monaten der Schwangerschaft empfehlen nur wenige Therapeutinnen eine »konservative Behandlung«, weil ohnehin nur ein kleiner Teil solcher Schwangerschaften ohne Schaden ausgetragen werden kann. Dies gilt allerdings nicht für Frauen, die schon mehrere Fehlgeburten hatten und ein Kind wollen.

Wenn es sich nur um einige Blutstropfen oder um »falsche Blutungen« handelt, können sie von alleine aufhören. Aber für den Fall, daß die Blutung fortdauert, ist es wichtig zu wissen: Je länger frau wartet, desto größer ist das Risiko, daß die Gebärmutter sich nicht von allein vollständig entleeren kann.

Die Gynäkologen schlagen im allgemeinen eine Ausschabung vor, um die Blutung zu beenden und das Material untersuchen zu können. Aber wenn die Blutungen nicht zu stark sind, kann die Frau genausogut selbst versuchen, mit Hilfe eines Mittels, das Gebärmutterkontraktionen auslöst, alles auszuscheiden; z.B. mit Methergin (Mutterkorn von Roggen, siehe Diskussion am Ende des Kapitels), Frauenwurzel oder Zitronenessenz. Auch wenn die Spezialisten an dieser Stelle aufschreien werden: Ich behaupte, daß eine Frau, die ihren Körper gut kennt, selbst einschätzen kann, ob ihre Blutungen normal nachlassen und ob

*Blutungen*

sie erhöhte Temperatur hat. Wenn nämlich in der Gebärmutter Rückstände bleiben, besteht das Risiko einer Infektion.

Auch wenn keine Schwangerschaft besteht, gibt es noch viele Gründe für Blutungen. Zunächst die harmlosesten:

- Die Blutung beim Eisprung kann physiologische Gründe haben und dauert dann nicht länger als 2-3 Tage (meistens 1-2 Tage).
- Die Blutung kann von der Harnblase kommen. Im Zweifel sollte man eine Urinprobe machen. Auch Hämorrhoiden als Ursache von Blutungen müssen ausgeschaltet werden.
- Mit Hilfe eines Spekulums kann die Frau untersuchen, ob es sich um eine Verletzung des Gebärmutterhalses oder um eine Entzündung handelt (siehe Abschnitt »Cervicitis und Ektopie«).

Weitere Ursachen:

- Eine Endometriose der Zervix (siehe Abschnitt »Endometriose«): die blauen Flecken sieht man am Ende des Zyklus besser.
- Eine Verletzung durch einen Fremdkörper (vergessenes Diaphragma, Pessar etc.).

Wenn all das nicht zutrifft, und es sich auch nicht um eine schwere Vaginalentzündung handelt (siehe die beiden Abschnitte zu »Vaginalentzündungen«), dann kommt die Blutung aus der Gebärmutter.

- Frauen mit einer Spirale, die sie nicht vertragen, können Zwischenblutungen haben.
- Frauen, die die Pille nehmen, können eine Blutung haben, wenn die Östrogene (1. Phase) oder die Gestagene (2. Phase) die Gebärmutterschleimhaut nicht richtig festigen.

Wenn auch das auszuschließen ist, kann es sich handeln um:

*Polypen.* Das sind Wucherungen der Schleimhaut der Zervix oder der Gebärmutter, die wie eine kleine Zunge aus dem Muttermund herausragen können.

Im Fall der Polypen wie im Fall einer Verletzung am Gebärmutterhals können die Blutungen nach einem Geschlechtsverkehr mit Penetration auftreten (siehe Kapitel »Gutartige

*Blutungen*

Geschwülste«). Es kann sich um ein *Myom* handeln, die Gebärmutter ist vergrößert, und ihr verhärtetes Muskelgewebe hat nicht mehr genügend Elastizität, um sich richtig zusammenzuziehen. Es kann eine Infektion der Gebärmutter sein, der Eierstöcke oder der Eileiter aufgrund einer Tuberkulose oder anderer Erreger (siehe Abschnitt »Entzündungen der Gebärmutterschleimhaut und der Eierstöcke«).

Oder es kann *Krebs* sein am Gebärmutterhals, am Zervikalkanal, an der Gebärmutter selbst, seltener am Eileiter oder an den Eierstöcken. In diesem Fall sind die Blutungen ziemlich schwach, werden durch Kontakt ausgelöst (Geschlechtsverkehr, Berührung) und können Blutarmut hervorrufen (siehe Kapitel »Krebs«). Besondere Vorsicht ist bei Blutungen nach der Menopause geboten! Wann war die letzte Krebsvorsorgeuntersuchung (pap, zytologische Abstrichuntersuchung nach Papanicolaou)?

Es bleiben die allgemeinen Ursachen wie falsche Ernährung, die sowohl Amenorrhoe zur Folge haben kann als auch Blutungen. Das ist häufiger, als vermutet; darüber hinaus eine Hormonstörung (durch die Schilddrüse oder andere Organe), eine Krankheit des Blutes mit Gerinnungsstörungen, eine schwere Stoffwechselstörung: Diabetes, Suchtkrankheit, Dekompensation des Herzens. Und die *iatrogenen Ursachen*, d.h. solche, die von der Medizin und ihren Behandlungsmethoden hervorgerufen werden. Als erstes ist hier die übermäßige Anwendung von Hormonen zu nennen. Zum Beispiel die Dreimonatsspritze, ein Verhütungsmittel, das nach 3 Monaten wieder neu gespritzt werden muß, andernfalls zieht es unregelmäßige und heftige Blutungen nach sich. Zu nennen sind auch einige Psychopharmaka wie Sulpirid (Dogmatil®) und die Appetitzügler.

Es ist klar, daß frau alle diese Fragen wahrscheinlich nicht ohne fremde Hilfe beantworten kann. Überdies kann die Blutung natürlich auch ein Anzeichen für etwas Ernsthaftes wie z.B. eine Bauchhöhlenschwangerschaft sein.

In einem solchen Fall ist es ratsam, sich untersuchen zu lassen. Bei unregelmäßigen Blutungen sollte frau auf jeden Fall einen

*Blutungen*

Krebsabstrich machen lassen. Auch eine Ausschabung oder ein chirurgischer Eingriff können notwendig sein. Wenn frau allerdings Naturheilmittel anwenden will, sollte sie darauf achten, daß starke Blutungen nicht über wenige Tage hinausgehen und sollte genau beobachten, ob die Blutungen zunehmen.

**Was schlägt die Schulmedizin vor?**

In aller Kürze, denn es gibt genug Bücher darüber.

Zunächst werden die Ursachen der Blutung geklärt, danach empfiehlt die Medizin Arzneimittel oder andere Maßnahmen wie:

- den Blutverlust auszugleichen
- eine Ausschabung mit therapeutischer oder diagnostischer Zielsetzung
- Östrogengabe
- Gestagene
- männliche Hormone (Testosteron) bei Frauen über 45 Jahren(!).

Längerfristige Maßnahmen:

- Chlomifen, um einen Eisprung auszulösen (Dyneric®)
- noch mehr männliche Hormone
- Hormone der Schilddrüse, falls zu wenig vorhanden sind
- Choriongonadotropin (HCG), wenn die zweite Phase vor der Blutung verkürzt ist
- Prednison in gewissen Fällen bei zu geringen Blutungen (Stein-Leventhal-Syndrom)
- eine Operation (Hysterektomie: Entfernung der Gebärmutter), wenn man nicht mehr weiter weiß.

Das alles klingt nicht sehr überzeugend, deshalb kommen wir zu den Naturheilmitteln zurück, zunächst zu denen, die bei zu *starker Blutung* angezeigt sind: Da die Menstruation eigentlich eine Gelegenheit für den Organismus ist, sich zu entschlacken, können wir mit der Frage beginnen: Was haben wir während des Zyklus vor der Menstruation gegessen? War die Ernährung sehr fleischreich? Gab es große Schlemmereien? Gerade nach

49

*Blutungen*

Festtagen suchen Frauen mit Beschwerden wie Bauchschmerzen, schmerzhafter Menstruation, starken Blutungen ... Hilfe bei ÄrztInnen.


## Die Alternativen

Wir empfehlen folgende Pflanzen und ätherischen Öle:

*Pflanzen:*

FRAUENWURZEL (Caulophyllum thalictroides) (s.S.40)

SCHACHTELHALM (Equisetum arvense)
Verwendet werden: Stengel oder ganze Pflanze
Der Schachtelhalm wird wegen seiner mineralspendenden Eigenschaften sehr geschätzt, er wirkt ebenfalls harntreibend, blutstillend und fördert die Wundheilung.
Indikationen: Blasenentzündung, Albuminurie (Eiweiß im Urin), Blutungen, vor allem Zwischenblutungen, Mineralmangel (Tuberkulose, Rachitis, Knochenbrüche).
Pulver: 1 Teelöffel in etwas Wasser auflösen, vor oder nach den zwei Hauptmahlzeiten einnehmen (eventuell auch in Form von Globuli oder Tabletten).
Urtinktur: 20-50 Tropfen, 2 mal pro Tag.

*Ätherische Öle:*

ZITRONE (Citrus medica)
Verwendet werden: Früchte, ätherisches Öl
Eigenschaften: tötet Bakterien ab und wirkt antiseptisch, hat eine alkalische, säurehemmende Wirkung auf den Magen, Mittel gegen Arthritis, verringert eine Bluteindickung, wirkt entschlackend, fördert die Sekretion in Magen, Leber und Bauchspeicheldrüse, blutstillend u.v.m.
Indikationen: Entzündungen, Übersäuerung des Magens, Verdauungsstörungen, Unterfunktion und Reizung der Leber, Blutungen.

_Blutungen_

Anwendung im Fall von Blutungen: ätherisches Öl 3 mal 10-15 Tropfen täglich, nach den Mahlzeiten in einem Alkohol-Glyzerin-Gemisch oder in einem Sojahydrolisat (Mischungsverhältnis siehe Anhang 4).
Bei anderen Indikationen: Kur mit Zitronensaft von einer halben bis 10 Zitronen am Tag, die Menge wird allmählich gesteigert und dann wieder verringert.

ZIMT (Cinnamonum zeylanicum)
Verwendet werden: Rinde, ätherisches Öl von Rinde und Blättern
Eigenschaften: anregend, antiseptisch, krampflösend, blutstillend (Aphrodisiakum), Emmenagogum.
Indikationen: Schwächezustand, Gliederschmerzen aufgrund von Fieber, Abgeschlagenheit nach einer Grippe, Magen- und Darmkrämpfe, Zwischenblutungen, schwache Blutung.
Aufguß aus der Rinde: 8-15g pro Liter, bei Grippe empfehlen wir Glühwein mit Zimt oder einen Sud aus Zimt, Nelke, Zitrone und Honig.
Ätherisches Öl: 2-3 Tropfen, 2 mal täglich in einer Mischung aus Alkohol und Glyzerin (siehe Anhang 4).

ZYPRESSE (Cupressus)
Verwendet wird: die ganze Pflanze
Eigenschaften: Adstringens, zieht Blutgefäße zusammen, krampflösend, Mittel gegen Schweißausbrüche, gegen Rheuma, harntreibend.
Indikationen: Hämorrhoiden, Krampfadern, schmerzhafte Menstruation, Blutungen, Menopause.
Tinktur: 30-60 Tropfen vor den beiden Hauptmahlzeiten.
Ätherisches Öl: 2-4 Tropfen, 2-3 mal pro Tag in Alkohol und Glyzerin.

ZITRONENPELARGONIE (Pelargonium odorantissimum)
Verwendet wird: die ganze Pflanze
Eigenschaften: Stärkungsmittel, blutstillend, antiseptisch.

*Blutungen*

Bei äußerlicher Anwendung: fördert die Wundheilung, schmerz-
stillend, hält Mücken fern.
Indikationen: Ermattung, Magen-Darm-Entzündung, Blutun-
gen der Gebärmutter, Sterilität, Nierensteine, Magengeschwür.
Aufguß: 1 Teelöffel pro Tasse, 3 Tassen pro Tag.
Ätherisches Öl: 2-4 Tropfen, 2-3 mal pro Tag.

Wir beschließen das Kapitel über Pflanzen, die bei Blutungen
wirken, mit der Geschichte des *Mutterkorns* (von Roggen).
Das Mutterkorn wird schon seit Jahrhunderten bei allen Blutungen als das Mittel geschätzt und angewendet, das die Gebärmutter zusammenzieht. Schließlich wurde es so viel benutzt,
daß es zu Unfällen kam: Riß der Gebärmutter bei der Entbindung, wenn der Umfang des kindlichen Kopfes und der Durch-
messer des Beckens einander nicht entsprachen, auch Vergiftungen traten auf. Seit etwa dem Jahr 1800 rät die Medizin ab, Mutterkorn bei Entbindungen, zum Ausstoßen der Nachgeburt
oder bei Abtreibung anzuwenden. Mutterkorn hat nachweis-
lich eine Wirkung auf die glatte Muskulatur der Gebärmutter,
auf Arterien, Gallenblase, Bronchien und Magen. Aber bei
Überdosierung oder falscher Anwendung zieht sich die Gebärmutter so stark zusammen, daß der Gebärmutterhals sich
schließt, und ein Stau entsteht. Das Mutterkorn ist in einem
allopathischen Arzneimittel, dem Methergin®, enthalten, das
nur auf Rezept erhältlich ist. Eine Zeitlang wurde es sehr häufig
bei Abtreibungen und Entbindungen angewendet, während
man ihm heute kritisch gegenübersteht.

*Die chinesische Medizin macht auf andere Pflanzen aufmerksam:*

PFINGSTROSE (Paeonia officinalis)
Verwendet werden: Blüten und Wurzeln
Eigenschaften: in der Antike als Mittel gegen Epilepsie
bekannt, gegen Krämpfe wirksam und bei Überreizung des
Sympathicus.
Tinktur: 30-50 Tropfen täglich

*Blutungen*

KLEINE BIBERNELLE (Poterium sanguisorba)
Verwendet wird: die ganze Pflanze
Eigenschaften: seit der Antike bekannt als blutstillend bei Blut
im Harn, bei Blutspucken, Zwischenblutungen, Hämorrhoiden
und starkem Durchfall. Bei zeitgenössischen Pflanzenkund-
lerInnen ist sie kaum bekannt, nur z.B. von Leclerc (siehe
Anhang 6) zur Linderung von starkem Durchfall erwähnt.

THUYA/LEBENSBAUM (Thuya occidentalis)
Verwendet werden: Blätter, Rinde
Eigenschaften: mildes Mittel zum Harntreiben und zur Beruhi-
gung der Harnwege, hustenlösend, schweißtreibend, Mittel
gegen Rheuma, vermutlich gegen Krebs.
Indikationen: Blasenentzündung, drohende Entzündung im
Becken, Rheuma, vermutlich bei Krebserkrankung.
Bei äußerlicher Anwendung: Warzen und Feigwarzen, Polypen
Innerliche Anwendung: Tinktur (zu 1/5): 20-40 Tropfen pro
Tag
Äußerliche Anwendung: ätherisches Öl oder Urtinktur, 2 mal
am Tag auftragen.
In der *Homöopathie* ist Thuya das bevorzugte Mittel gegen
Zyklose (Schädigung des Ziliarkörpers im Auge, eine Folge der
Gonorrhoe). Das Mittel hat Tiefenwirkung. Im Genitalbereich
hilft es bei Entzündungen, Warzen, Feigwarzen, Polypen, bei
weißlichem und grünlichem übelriechendem Ausfluß mit
Juckreiz, Entzündungen der Gebärmutter und der Eierstöcke
(vor allem links), Schmerzen bei Penetration und Menstruation. Thuya ist ebenfalls ein Mittel gegen Fibrome, Zysten und
wird bei Krebs eingesetzt.
Bei lokaler Anwendung: Globuli Größe 7-9; eine Dosis 3 mal
pro Woche. Am häufigsten wird Thuya aber als Mittel des
Umfeldes angesehen und deshalb in größerer Verdünnung angewendet (siehe homöopathische Literatur, Anhang 6).

GEWÜRZNELKE (Eugenia caryophyllata)
Verwendet werden: Blütenknospen oder ätherisches Öl der
Knospen

*Blutungen*

Eigenschaften: Anregungsmittel, stärkt die Gebärmutter, wirkt antiseptisch, erleichtert die Verdauung, Mittel gegen Neuralgie, krampflösend, vermutlich auch ein Mittel gegen Krebs. Nelken werden bei uns nicht bei Blutungen der Gebärmutter angewandt, dafür aber bei der Vorbereitung auf die Entbindung (!), vorbeugend bei Entzündungen, bei Verdauungsstörungen und bei Zahnentzündungen (indem frau eine Nelkenknospe lutscht).
Ätherisches Öl: 2-4 Tropfen, 3 mal pro Tag
Zur Vorbereitung auf die Entbindung: Während der letzten Monate der Schwangerschaft wird das Essen mit Nelken gewürzt.
Kurz vor der Entbindung: Aufguß aus Nelken, dem jeden Tag eine Nelke mehr zugefügt wird.
*Die ChinesInnen* wenden hier auch das *Schlangenkraut* an, das wir bei der schmerzhaften Menstruation erwähnt haben und den *Beifuß*, den wir als Emmenagogum kennen. Zusätzlich auch andere Pflanzen bei Blutungen aufgrund von Myomen (siehe Abschnitt »Gebärmuttermyome«).

_____ *Blutungen*

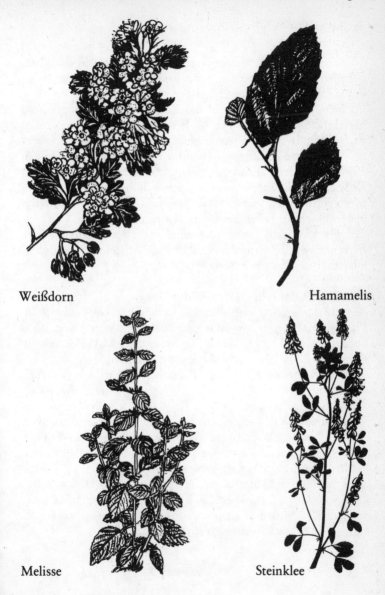

Weißdorn

Hamamelis

Melisse

Steinklee

55

# 5. Menopause

Wenn frau versteht, welche Veränderungen das Klimakterium begleiten, hat sie keine Angst mehr davor. Dies zu erreichen, ist das Hauptziel dieses Abschnitts, gerade weil das Klimakterium noch immer stark tabuisiert ist! Dabei ist die psychische und soziale Situation, in der sich die Frau befindet, von ganz großer Bedeutung. In unseren westlichen Ländern werden Jugendlichkeit und Mutterschaft gegenüber den beruflichen und kreativen Fähigkeiten der Frau überbewertet. Frauen werden vor allem als Sexualobjekt angesehen und erleben deshalb sehr oft das Klimakterium als ein Versagen, als das Ende ihres Lebens. In diesen Lebensabschnitt fallen häufig noch andere Ereignisse: Die Kinder gehen aus dem Haus, manchmal stirbt der Ehemann, oder er trennt sich. Es wird schwieriger, eine Anstellung zu finden, oder es droht die Entlassung.

Dabei stellt das Klimakterium nur das Ende der fruchtbaren Periode dar, es ist nicht etwa das Ende des Lebens oder jeder Produktivität, genausowenig wie es das Ende der Sexualität bedeutet. (Den Frauen wird übrigens geraten, die Verhütung bis mindestens ein Jahr nach der letzten Menstruation weiterzuführen!) Wenn eine Frau ihr Klimakterium in der Isolation durchlebt, wird sie auftretende Schwierigkeiten auf sich selbst zurückführen. Neben der Sexualität und der ökonomischen Situation ist das Klimakterium eine der wichtigen Fragen, über die ein Austausch und eine gegenseitige Hilfe unter Frauen sinnvoll ist (Selbsthilfegruppen). Nach einer amerikanischen Statistik (von Health Right, New York 1975) verspüren 10% der Frauen beim Herannahen der Menopause überhaupt keine unangenehmen Anzeichen. 80% spüren sie, aber finden sie erträglich, die übrigen empfinden ihre Beschwerden so stark, daß sie eine Ärztin/einen Arzt aufsuchen.

*Menopause*

## Unangenehme Begleiterscheinungen des Klimakteriums

Vor der Menopause, d.h., vor dem endgültigen Verschwinden der Menstruation, findet mehrere Jahre lang eine große hormonelle Veränderung im Körper statt. Die Eierstöcke geben immer weniger Östrogen und Gestagen ab. Die Abnahme erfolgt schubweise und führt bisweilen zu einem ausgeprägten Ungleichgewicht zwischen den beiden Hormonen. Die Produktion der Östrogene hört nicht völlig auf, sie werden in kleinen Mengen fast bis zum 70. Lebensjahr von den Nebennieren ausgeschüttet. Der Körper muß all diese Veränderungen ausgleichen, manchmal tut er das auf chaotische Weise. Manche dieser unangenehmen Anzeichen – und die gibt es zur Genüge – werden durch das plötzliche Ungleichgewicht der Hormone verursacht, andere betreffen das allgemeine Befinden der Frau: Schwächegefühle, Angst vor dem Älterwerden und dem Alleinsein, ebenso wie Schwierigkeiten mit ihrem Selbstbild, ihrer sozialen Rolle und ihren persönlichen Erwartungen.

Wir wollen die möglichen Folgen der hormonellen Veränderung näher betrachten:

- Unregelmäßige Menstruation: der Zyklus ist verkürzt, die Blutung verringert, oder aber er ist verlängert, und die Blutungen sind stärker.
- Hitzewallungen, zunächst nachts, von der Wärme des Bettes hervorgerufen und manchmal von Krämpfen in den Beinen begleitet. Sie treten auch im Verlauf des Tages auf, nach dem Essen, nach einer Anstrengung. Die Hitzewallungen sind vor der Menstruation häufiger und um so stärker, je später die Menstruation ist.
- Blutandrang im Unterbauch; Blähbauch, Verdauungsstörungen, Migräne, Verstopfung, Infektion der Harnwege, vermehrter Ausfluß, Hämorrhoiden.
- Stimmungsschwankungen, Überempfindlichkeit, Schlaflosigkeit oder Angstzustände, depressive Gefühle, Heißhunger.
- Kreislaufstörungen: Am häufigsten sind Probleme mit den Venen, schwere Beine, Krämpfe in den Beinen, Krampfadern.

*Menopause*

Seltener: arterieller Bluthochdruck (Hypertonie), Angina pectoris.
- Probleme mit den Knochen, je nach Zustand der Knochen und Knorpel, je nach der Fähigkeit, Kalzium zu binden: Rückgang der Bandscheiben, die Gelenke werden weniger beweglich, der Fußrist verliert an Spannung.
- Spannungsgefühl in den Brüsten, mit druckempfindlichen Gebilden.
- Brüchige Nägel, trockene Haut, Anfälligkeit der Schleimhäute (z.B. von Vagina und Vulva).

Keine Angst, ihr bekommt nie alle Beschwerden auf einmal!

**Was schlägt die Schulmedizin vor?**

- Information
- Neuro-vegetative Beruhigungsmittel (wie Barbitursäurepräparate), Beruhigungs- und Schlafmittel.

Zur Behandlung spezieller Beschwerden:
- Östrogene, wobei die geringste wirksame Dosis gesucht wird. Östron, Östradiol oder das sogenannte Equilinsulfat (Östrogene, die von Stuten gewonnen werden) in einer Dosis von 0,3, 0,625, 1,25 mg pro Tag, in 30 Tagen 20 mal. Oder andere wie Diäthylstilböstrol (DES, s.a.S.61) oder Äthinylöstradiol, als Östrogen-Depotspritze.
- Männliche Hormone wie das Methyltestosteron (Vorsicht, Vermännlichung!)
- Östrogene und männliche Hormone
- Oder schließlich, als neuere Methode, Estraderm TTS® Pflaster, die auf die Haut geklebt werden, eventuell zusammen mit Progesteron, über einige Tage am Ende des Zyklus.

Wenn die Menopause eingetreten ist: Die gleiche Behandlung, zusätzlich Östrogene und Gestagene (wie in der Pille).

*Merke:* Die Untersuchung der Brüste und des kleinen Beckens auf eine mögliche Geschwulst ist unerläßlich! Bei lokaler Behandlung (der Vulva oder Vagina): DES zum Einführen oder

*Menopause*

als Creme, männliche Hormone als Zäpfchen oder Östradiol-Creme. Behandlung der Osteoporose (s.S.60):
- Beruhigungsmittel: Codein, Aspirin
- Hormontherapie
- Diät: mehr Eiweiß und Vitamin D.

### Die Kontroverse über die Hormonsubstitution

Da die Werbeabteilungen der multinationalen Pharmakonzerne mit Erfolg die Ansicht vertreten haben, Hormone müßten in der Menopause ersetzt werden, ist es wichtig, sich etwas länger mit deren Vor- und Nachteilen zu beschäftigen. Indem sie die Anzeichen der Menopause als »Symptome« bzw. als »Syndrom« darstellen, machen die Pharmamultis die Menopause zu einer Krankheit. Dann müssen sie nur noch die Frauen davon überzeugen, daß die Ersatz-Östrogene der Osteoporose und den Herz-Kreislauf-Krankheiten vorbeugen, und ihnen gleichzeitig »ewige Jugend« garantieren! Ohne ein Wort darüber zu verlieren, daß die Einnahme von Hormonen ein Risiko darstellt! (Beispielsweise steigt das Risiko von Gebärmutterkrebs von 5 auf 15 %, wenn eine Frau länger als 5 Jahre Östrogene genommen hat.) Und natürlich sagen sie nichts über die möglichen Nebenwirkungen: Übelkeit, Spannungsgefühl in den Brüsten, Gewichtszunahme, Einlagerung von Wasser, Blutungen, Thrombose, Venenentzündung, Erkrankung der Gallenblase, Kopfschmerzen, Depressionen. Es fällt im übrigen schwer zu glauben, daß die Östrogene den Herz-Kreislauf-Krankheiten vorbeugen, wenn im Gegenteil erwiesen ist, daß sie sie verstärken, die Östrogene in der Schwangerschaft Krampfadern verschlimmern und wie die Pille bei Bluthochdruck kontraindiziert sind! Außerdem ist die Osteoporose im Alterungsprozeß nicht etwa eine unvermeidbare Erscheinung (s.S.60). Die Frauen vom National Women's Health Network in den USA haben zusammen mit Gruppen von Feministinnen und Verbraucherverbänden 1977 einen Prozeß gewonnen, der die Hersteller von Östrogenen dazu verpflichtet, in jeder

*Menopause*

Packung auf der einen Seite die Risiken und möglichen Nebenwirkungen und auf der anderen Seite die positiven Wirkungen
ihres Produktes zu erwähnen. Osteoporose wird unter den Indikationen nicht genannt, es bleibt nur ein »Stärkungseffekt« für
die Brüste und das Wachstum der Haare übrig!

---

### Östrogene und Osteoporose

Während der ersten Monate der Behandlung mit Östrogenen findet
sich bei einer Frau in der Menopause, die Osteoporose hat, weniger
Kalzium im Urin. Die Östrogene bewirken einen verringerten Abbau
des Knochengewebes, die Erneuerung dieses Gewebes nimmt jedoch
nicht zu (nimmt möglicherweise sogar ab!). Die Östrogene führen
lediglich dazu, daß Kalzium gespeichert wird und halten damit das
Fortschreiten der Osteoporose nur ein wenig auf, aber sie können die
geschädigten Knochen nicht wieder aufbauen. Außerdem läßt die Wirkung der Behandlung nach einiger Zeit nach.

Ganz allgemein hängt ein guter Knochenaufbau von folgenden Faktoren ab:

- vom ausreichenden Vorhandensein von Mineralien (Kalzium, Phosphor),

- vom Vitamin D (also von seiner Aufnahme durch den Verdauungstrakt, von seiner Aktivierung durch die Nieren und durch die Sonne
  auf der Haut),

- vom Gleichgewicht im Auf- und Abbau des Knochengewebes, das
  durch die Hormone der Nebenschilddrüse und das Kalzitonin ge-
  regelt wird,

- von den anderen Hormonen, die die Knochen aufbauen: Östrogene,
  männliche Hormone und Hormone der Schilddrüse. Die Hormone
  der Nebennierenrinde dagegen bauen die Knochen ab und verhindern ihr Wachstum;

- von einer guten Durchblutung, die auch von der Beweglichkeit der
  Muskeln und von körperlicher Betätigung abhängt.

*Menopause*

Rufen Östrogene nun Krebs hervor oder nicht? Diese Frage hat schon viel Tinte fließen lassen. Wir können sie auch nicht beantworten, eines aber ist sicher, ein vorhandener Krebs wird von den Östrogenen verschlimmert. Die Ärzte wissen das, aber was ist mit den Frauen, denen man sie verschreibt?

Noch einige Bemerkungen zum Diäthylstilböstrol (DES), das mit Krebserkrankungen und Anomalien der Vagina und des Gebärmutterhalses sowie mit einer erhöhten Rate von Fehlgeburten in Zusammenhang gebracht wird, und zwar bei Töchtern von Frauen, die zu Beginn der Schwangerschaft mit DES behandelt worden waren. In der Schweiz wurde das DES unter dem Namen Hormoestrol® auf den Markt gebracht (in Deutschland Östrogen-Holzinger). DES wurde in den USA häufig als »Pille danach« verwendet, verbunden mit einer riesigen Anzahl von Mißerfolgen und großen Risiken. Von daher läßt sich ausmalen, was es in der Menopause anrichten kann! Ein weiterer genereller Nachteil der Hormonsubstitution: das Absetzen ruft erneut unangenehme Anzeichen hervor, ähnlich denen, die man anfänglich hatte vermeiden wollen. Es sei denn, frau nimmt die Hormone bis zum Ende ihrer Tage. Man weiß allerdings, daß nach 5 Jahren die Risiken noch ansteigen. Trotz alledem – bei vielen Frauen traten nach der Einnahme von Hormonen eine Linderung ihrer Beschwerden ein, oft blieb ihnen keine andere Wahl. Wir vertreten die Ansicht, wenn frau sich schon dazu entschließt, Östrogene einzunehmen, sollte sie sie in der zweiten Phase des (simulierten) Zyklus mit einem Gestagen ergänzen, das vermindert das Risiko. Nach unserer Erfahrung ist die Hormonsubstitution sehr oft ganz schwer zu dosieren, deshalb überlassen wir diese Aufgabe lieber den Spezialisten. Zum Schluß wollen wir noch einmal die *Kontraindikationen* der Hormonsubstitution in Erinnerung rufen: Krebs, Blut, das leicht Klumpen bildet, Thrombose, Bluthochdruck, Erkrankungen des Herzens, der Leber und der Nieren, erhöhter Cholesterinspiegel im Blut, Diabetes, Tuberkulose, Blutarmut.

## Die Alternativen

Für viele Frauen ist beispielsweise die beste Therapie bei Beschwerden in den Wechseljahren, aktiv zu bleiben, das Gefühl zu haben, zu etwas nutze zu sein, zu lieben und geliebt zu werden. Hierin liegt das ganze Problem des »Wohlbefindens«. Weiterhin Sport zu treiben und sexuell aktiv zu sein, spielt dabei sicher eine große Rolle. Was die Ärzte den Frauen nie sagen, ist z.B., daß die beste Methode, die Verengung und Austrocknung der Vagina zu verhindern, die ist, weiterhin Orgasmen zu haben!

Auch die Ernährung spielt eine große Rolle. Frau sollte darauf achten, eiweißreiche Kost zu sich zu nehmen, mit vielen Mineralien und Vitaminen, vor allem Vitamin D. (Dabei ist zu beachten, daß die pflanzlichen Eiweiße leichter verdaulich sind als die tierischen.) All das findet sich in Körnern, Gemüse und frischem Obst sowie in kaltgepreßtem Öl, das ungekocht verwendet wird (Sonnenblumen-, Weizenkeimöl, Saflor, mit anderem Öl verschnittenes Leinöl). In Kapitel V kommen wir auf die Ernährung und auf die schonendste Zubereitung zurück. Obwohl dies langatmig erscheinen mag, gehen wir der Frage nach:

*Woran soll die Nahrung reich sein?*

- Vitamin E: Es wird angenommen, daß Vitamin E die Entwicklung der Geschlechtsorgane unterstützt, gleichzeitig ist es wichtig für Herz und Kreislauf. Vitamin E ist vor allem angezeigt bei Entzündungen der Vulva, Juckreiz und bei Beschwerden an den Geschlechtsorganen im Klimakterium. Es findet sich in Getreide, vor allem in den Keimlingen, in kaltgepreßten pflanzlichen Ölen, dem grünen Teil von Gemüse, in Pollen und Erdnüssen.

- Vitamin F: Es ist wenig bekannt und dennoch von sehr großer Bedeutung. Unter diesem Namen werden drei ungesättigte Fettsäuren zusammengefaßt, die in allen Zellen anzutreffen sind und beim Aufbau der Fette eine Rolle spielen. Vitamin F ist sehr wichtig für den Zellstoffwechsel, so daß

*Menopause*

man es als das antitoxische Vitamin schlechthin ansehen kann. Mangel an Vitamin F führt zu Hauterkrankungen, Problemen mit dem Kreislauf, der Leber und den Nerven, und es wird angenommen, daß er Krebserkrankungen begünstigt. Vitamin F ist enthalten in unbehandelten, kaltgepreßten Ölen aus Sonnenblumen, Nüssen, Haselnüssen, Raps, Saflor, Leinöl (dies hat den stärksten Geschmack).

- Vitamin A: Ein Wachstumsvitamin für Haut und Schleimhaut und für die Wundheilung (enthalten in Fisch, Milchprodukten, Kopfsalat, Spinat, Karotten, Aprikosen).
- Vitamin B: Ein Komplex von etwa 20 Vitaminen, die grundlegend sind für das Wachstum, die Nerven, die Augen, die Haut, die Schleimhäute. Vitamin B1 und B3 wirken gegen Kopfschmerzen, B2 bei Juckreiz der Vagina, B6 bei Krämpfen in den Beinen und Vitamin B9 oder Folsäure beim Aufbau von Östrogen. Die Vitamine finden sich in Bierhefe, Weizenkeimen, und ganz allgemein in Körnern, Mandeln, Fisch, Lachs, Fleisch und Leber.

*Daneben sollte die Nahrung reich an Mineralien sein:*

- Kalzium (Ca) wirkt gegen Osteoporose und wie das Vitamin C gegen Hitzewallungen (enthalten in Milchprodukten, Senf, Löwenzahn, Kresse, Mandeln, Sesam).
- Eisen (Fe) ist ein unentbehrliches Aufbaumittel des Hämoglobins im Blut, das für die Versorgung der Gewebe mit Sauerstoff verantwortlich ist, und wirkt gegen Blutarmut (in Melassesirup, Petersilie, Spinat, Eiern, Aprikosen, Roten Beten und Körnern). Eisen kann nur aufgenommen werden, wenn gleichzeitig Kupfer vorhanden ist; dieses findet sich in frischem Obst und grünem Gemüse. Als Spurenelement in der Kombination Mn-Cu-Co (Mangan-Kupfer-Kobalt). Eine der einfachsten Methoden, um den Eisengehalt schnell zu erhöhen, ist, jeden Morgen einen Apfel zu essen, in den am Vorabend ein paar Nägel aus rostendem Eisen gesteckt wurden (dieses Rezept hat sich vor allem bei Schwangeren bewährt). Vor dem Hineinbeißen die Nägel entfernen!

*Menopause*

- Magnesium (Mg): wirkt als Enzym, das notwendig ist für die Aufnahme von Kalzium, ebenso für die Zellerneuerung, wirkt ausgleichend auf die Psyche und das Nervensystem von Vagus und Sympathicus (auf das die Hitzewallungen zurückzuführen sind), entschlackt die Leber und bekämpft Alterserscheinungen. Enthalten in Soja, Nüssen, Körnern, Meersalz, Milch, Eiern und Zitronen.
- Phosphor (P): hilft u.a. beim Aufbau des Knochengewebes, bei der Produktion von Hormonen, der Aufnahme von Kalzium. Es ist ein wesentliches Energieelement für Nerven, Intellekt und Sexualität. Enthalten in: Getreide, Weizenkeimen, Knoblauch, Sellerie, Karotten, Sesam, Mandeln, Nüssen, Weintrauben und Fisch.

*Möglichkeiten, die die Pflanzen bieten:*
- *gegen Hitzewallungen:* Glyzerinmazerat (Salbenkonzentrat) der Knospen in erster Dezimalverdünnung: von Mistel, Schwarzer Johannisbeere
  Urtinktur: Schwarze Johannisbeere, Hagebutte, Seerose, Salbei, Rankender Efeu, Melisse, Hamamelis, Hopfen
  Ätherisches Öl: Basilikum, Thymian
- *gegen den Blutdrang im Unterbauch:* harntreibende und verdauungsregulierende Mittel
  Urtinktur: Artischocke, Boldo, Condurango, Kinkelibah, Rosmarin, Gelbwurz, Löwenzahn, Schachtelhalm
- *gegen Kreislaufstörungen:* Urtinktur: Haselnuß, Rote Weinrebe, Geißbart, Steinklee, Schwarze Johannisbeere, Hamamelis
- *gegen Nervosität und Schlafstörungen:* Als Aufguß oder Urtinktur: Steinklee, Schotenklee, Passionsblume, Linde, Salweide, Pfingstrose, Melisse, Weißdorn, Salvia sclarea, Hopfen
- *um die Vagina geschmeidig zu halten:* in lokaler Anwendung Vitamin E, ätherisches Öl von Salbei und Zypresse, Salvia sclarea, Magnesiumlaktat, beispielsweise für ein Vaginalzäpfchen auch Algen und Kleie oder Salben (s.a.S. 132).

Was fängt frau nun mit all dem an? Einige Naturheilkundler empfehlen eine Mixtur aus 15 Pflanzen, die fast alle eben

*Menopause*

genannten enthält. Andere sind der Meinung, selbst wenn die Wirkung der Pflanzen sich ergänzt und bereichert, sei es besser, nicht mehr als 5 Pflanzen zu verwenden.

Wie sind sie auszuwählen? Am besten, indem ihr in einem Buch über Pflanzenheilkunde das Kapitel über jede Pflanze lest und dann überlegt, welche euch am meisten »ähnelt« in ihren weiteren Eigenschaften und Indikationen.

*Einige Pflanzen wollen wir näher betrachten:*

STEINKLEE (Melilotus officinalis)
Verwendet werden: obere blühende Teile
Eigenschaften: krampflösend, beruhigt den Sympathicus, Beruhigungsmittel, wirkt harntreibend und antiseptisch auf die Harnwege, Mittel gegen Blutgerinnung.
Indikationen: Schlafstörungen, Nervosität, Melancholie, Krampfhusten, Erkrankungen der Harnwege, Beschwerden des Klimakteriums, Blutandrang, Venenentzündung.
In äußerlicher Anwendung: bei Augenbeschwerden
Aufguß: ein Teelöffel pro Tasse, 2-3 Tassen pro Tag
Tinktur: 45-90 Tropfen pro Tag
In der *Homöopathie* ist der Steinklee bei schwerem örtlichen Blutandrang angezeigt, vor allem im Kopf, verbunden mit hochrotem Gesicht und klopfenden Schmerzen.

HAMAMELIS (Hamamelis virginiana)
Verwendet werden: Blätter, Rinde der jungen Triebe
Eigenschaften: wirkt gefäßverengend auf die Venen, bessert deren Elastizität, reguliert den Kreislauf, wirkt schmerzstillend, blutstillend.
Indikationen: Probleme mit den Venen (Krampfadern, Hämorrhoiden, Venenentzündungen, Geschwüre an den Beinen), Reizung der Gebärmutter, der Eierstöcke oder des Beckens, Blutungen, Menopause, Juckreiz.
Sud: 10 Minuten lang kochen, 1 Teelöffel pro Tasse, 2 Tassen pro Tag
Tinktur zu 1/5: 3 mal 20 Tropfen pro Tag

*Menopause*

In der *Homöopathie* ist Hamamelis für seine Wirkung auf das Venensystem bekannt und wird bei Krampfadern, Hämorrhoiden und Blutungen (mit schwarzem Blut), vor allem nach Unfällen, angewendet.

SALBEI (Salvia officinalis)
Siehe Abschnitt »Schmerzhafte Menstruation« (s.S.31).

ZYPRESSE (Cupressus)
Verwendet werden: Zapfen, Blätter, Früchte
Eigenschaften: wirkt gefäßverengend und stärkend auf die Venen, krampflösend, vermindert die Schweißabsonderung, wirkt ausgleichend auf das Nervensystem.
Indikationen: Hämorrhoiden, Krampfadern, Probleme mit den Eierstöcken, Menopause, Rheuma und viele andere.
Urtinktur: 30-60 Tropfen, 2 mal pro Tag
Ätherisches Öl: 2-4 Tropfen, 2-3 mal pro Tag (in Sojahydrolisat, siehe Anhang 4)

GINSENG (Panax ginseng):
chinesisches Allheilmittel seit Jahrtausenden
Verwendet werden: Wurzeln
Eigenschaften: wirkt anregend, aufbauend, aktiviert die Gefäße, verdauungsfördernd, gegen Rheumaschmerzen.
Indikationen: körperliche und geistige Ermüdungserscheinungen, Rekonvaleszenz, Appetitlosigkeit, Alterserscheinungen, Gefäßleiden, psychosomatische Beschwerden.
Sud aus den Wurzeln: 0,5 g pro Dosis
Urtinktur: 20 Tropfen, 3 mal pro Tag, während 4-6 Wochen.

Ginseng ist im Augenblick zwar sehr in Mode, leider wird jedoch die Wirksamkeit der bei uns käuflichen Präparate zu wenig kontrolliert. Viele KräuterheilkundlerInnen meinen, daß einheimische Pflanzen, wie etwa Rosmarin, genauso wirkungsvoll sind, und ziehen solche einheimischen Pflanzen vor.

*Menopause*

MELISSE (Melissa officinalis)
Verwendet werden: obere blühende Teile und Blätter
Eigenschaften: wirkt stärkend auf das Gehirn, Herz, Gebärmutter und die Verdauungsorgane; krampflösend, Anregungsmittel für Körper und Intellekt, begünstigt die Menstruation.
Indikationen: Migräne, Neuralgie, Nervenzusammenbruch, Spasmen (Krämpfe z.B. bei Asthma), Gedächtnisschwund, Melancholie, Verdauungsstörungen, schmerzhafte Menstruation.
Aufguß: 1 Teelöffel pro Tasse, 3 Tassen pro Tag
Urtinktur: 40 Tropfen nach den Mahlzeiten

WEISSDORN (Crataegus oxycantha)
Verwendet werden: Blüten und Butten
Eigenschaften: herzstärkend, blutdrucksenkend durch Erweiterung der Blutgefäße, krampflösend, blutstillend.
Indikationen: Herzklopfen, Schmerzen am Herzen, Angina pectoris, Gefäßkrämpfe, Blutwallungen, Schlafstörungen im Klimakterium, neuro-vegetative Dystonie (Angstzustände, Schwindel, Ohrensausen).
Aufguß: 1 Teelöffel pro Tasse, 2-3 Tassen pro Tag
Urtinktur: 20-60 Tropfen pro Tag

HOPFEN (Humulus lupulus)
Verwendet werden: weibliche Blüten, Früchte, Zapfen
Eigenschaften: östrogenartig, appetitanregend, verdauungsfördernd, beruhigend und schlaffördernd, Stärkungsmittel, Anaphrodisiakum, entwässernd und blutreinigend
Indikationen: Rekonvaleszenz, Blutarmut, Magenbeschwerden, Weißfluß, Halsentzündungen, Dermatosen und Schlaflosigkeit
Aufguß: 30 g Zapfen auf 1 Liter, 3 Tassen pro Tag
Tinktur: 2-4 g pro Tag

*Spurenelemente*

Bei dieser Gelegenheit wollen wir eine Heilmethode einführen, die bisher noch nicht erwähnt wurde. Spurenelemente sind

*Menopause*

Metalle, die in einer Flüssigkeit gebunden sind. Sie sind im Organismus in Spuren vorhanden und begünstigen bestimmte Enzymreaktionen. Untersuchungen haben Zusammenhänge zwischen den Spurenelementen und bestimmten Stoffwechselproblemen aufgezeigt (siehe Bezug in Anhang 5: Anwendungsbestimmungen bei der Verwendung von Spurenelementen). Spurenelemente, die hier in Frage kommen, sind:

- Kupfer-Gold-Silber (Cu-Au-Ag), eine Verbindung von Spurenelementen gegen Entzündungserscheinungen, lethargische Mattigkeit und für Rekonvaleszenz;
- Zink-Kupfer (Zn-Cu) oder Zink-Nickel-Kobalt (Zn-Ni-Co) sind die Kombinationen gegen funktionelle endokrine Störungen (Hormonstörungen);
- und Magnesium (Mg), das wir bei der Ernährung behandelt haben.

Die Spurenelemente werden morgens auf nüchternen Magen genommen, 2-3 mal pro Woche. Sie werden unter die Zunge gelegt, dort 2 Minuten aufgewärmt und dann erst geschluckt. Es gibt die Spurenelemente auch in Tablettenform, wobei 3 Tabletten einer Dosis entsprechen. Nach einigen Wochen erschöpft sich ihre Wirkung. Die Dosen werden verringert, schließlich setzt man sie ab. Es sieht dann ganz so aus, als werde gerade dieses Spurenelement nicht mehr gebraucht. Deshalb muß man es absetzen, um später erneut von seiner Wirkung profitieren zu können.

*Menopause*

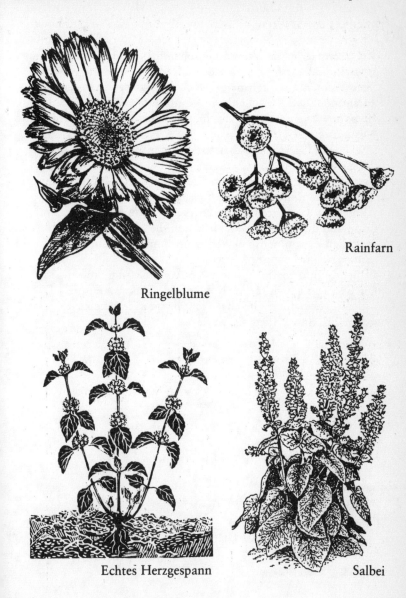

Ringelblume

Rainfarn

Echtes Herzgespann

Salbei

# 6. Amenorrhoe

Es ist schwierig, die wahren Ursachen für das Fehlen der Menstruation oder die Amenorrhoe zu finden, denn viele verschiedene Elemente wirken beim Mechanismus der Menstruation zusammen. Das Zwischenhirn beeinflußt die Hypophyse. Die Hypophyse, eine Drüse, die in der Mitte des Gehirns liegt, wirkt mit den Hormonen, die sie ausscheidet, auf die Eierstöcke (FSH, LH). Die Eierstöcke ihrerseits beeinflussen mit der Ausschüttung von Östrogenen und Gestagenen die Gebärmutter und die Brustdrüsen ... und deren Spiegel im Blut wirkt wiederum auf das Zwischenhirn und die Hypophyse (siehe Abb. S.16). Gleichzeitig wirken die Nebennieren, die Schilddrüse und die Bauchspeicheldrüse auf die Hypophyse. Im hormonellen Zusammenspiel gibt es also immer feed-back-Mechanismen, die in gewisser Weise den Kreis schließen. Die zurückfließende Information bremst die Ausschüttung von Hormonen und ermöglicht so eine Kontrolle des Zusammenspiels. Das dadurch geschaffene Gleichgewicht hängt aber gleichzeitig von jedem einzelnen Glied der Kette ab.

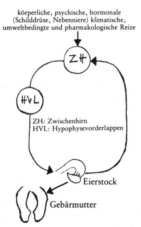

Zeichnung: Rosario Flores

*Amenorrhoe*

Die MedizinerInnen unterscheiden:

*Die primäre Amenorrhoe:* Die Blutung ist überhaupt noch nie eingetreten; dies ist zwar selten, kann aber bei Chromosomendefekten, gewissen Mißbildungen der Nebennieren und der Anatomie der Vagina auftreten: Verschluß oder Verengung des Gebärmutterhalses, Verwachsungen als Folge einer Tuberkulose oder eines Unfalls; oder schließlich durch eine Verzögerung in der Entwicklung durch die Hypophyse oder die Eierstöcke.

*Die sekundäre Amenorrhoe:* Das Verschwinden der Menstruation aus verschiedenen Gründen:

- Allgemeinursache: Tuberkulose, Leberzirrhose, Unterfunktion der Schilddrüse, Erkrankung der Nebennieren, Mangelernährung;
- Mißbildungen der Gebärmutter: wie bei der primären Amenorrhoe, aufgrund eines Unfalls oder aufgrund von Verwachsungen nach einer Infektion.
- An den Eierstöcken: Geschwulst oder Zyste der Eierstöcke (Stein-Leventhal-Syndrom), verfrühte Menopause.
- Die häufigsten Ursachen sind auf die Psyche zurückzuführen: Veränderung der Lebensumstände, Reisen, emotionaler Schock, eine starke Zunahme oder Abnahme des Körpergewichts (z.B. Magersucht).
- Schließlich iatrogene Ursachen (aufgrund einer medizinischen Behandlung), besonders nach Einnahme der Pille!

**Was schlägt die Schulmedizin vor?**

Einen diagnostischen Test, um eine »wirkliche« sekundäre Amenorrhoe festzustellen: Ein Gestagen wird intramuskulär einmal oder an mehreren aufeinanderfolgenden Tagen gespritzt (maximal 5 Tage lang). Wenn keine Blutung auftritt, gibt man DES (Diäthylstilböstrol, s.S.61), also ein Östrogen, und zwar 1 mg pro Tag 3 Wochen lang. Bis Anfang der 80er Jahre wurde in Europa auch Duogynon® verschrieben (eine Kombination von Östrogenen und Gestagenen: Äthinylöstradiol/Norethisteron);

*Amenorrhoe*

Duogynon kann Mißbildungen verursachen, wenn es während der Frühschwangerschaft genommen wird. Es wurde nach einer jahrelangen Kontroverse schließlich aus dem Verkehr gezogen.

Danach wird ein Eisprung ausgelöst. Das bekannteste Medikament für diesen Zweck ist Clomifen (Dyneric®), 50 mg pro Tag, 5 Tage lang. Es gibt auch das Pergonal® (FSH, LH), das 6-12 Tage lang intramuskulär gespritzt wird, danach wird auf die selbe Weise bis zum Eisprung HCG gegeben. Abgesehen natürlich von den seltenen Fällen, bei denen eine Operation nötig ist oder die Beseitigung der Allgemeinursache (s.o.).

## Was empfiehlt die Naturheilkunde?

Wir können nicht oft genug auf die Bedeutung der *Ernährung* hinweisen. Selbst bei Frauen, die sich über vorübergehende Amenorrhoe beklagen und glauben, daß sie sich »normal« ernähren, finden sich durchaus Mängel in der Ernährung (siehe dazu Abschnitt »Unregelmäßige Menstruation« sowie Kapitel »Ernährung«). Nach der Erfahrung von Frau Dr. Kousmine, die eine große Anzahl von Frauen behandelt hat, dauert es 2 Jahre, um mit Hilfe der Ernährung einen Zyklus wieder so weit aufzubauen, daß beispielsweise eine Befruchtung möglich ist. Sie hat bei diesen Frauen auch sehr häufig einen Eisenmangel festgestellt (s.S.63).

*Wir raten zu folgenden Pflanzen, die die Hypophysentätigkeit regulieren:*

- Pflanzen, die auf das *Östrogen* wirken und die Nebennierenrinde stimulieren:
Ätherisches Öl: Bohnenkraut, Petersilie, Thymian, Borneol, Zitronenpelargonie, Hopfen, Muskat, Basilikum, Oregano, Cupressus sempervirens (Zypressenart), Kamille, Minze, Muskatsalbei, Lavendel, Artemisia arborescens (Beifußart).
Urtinktur: Ringelblume, Salbei, Kreuzkraut, Schwarze Johannisbeere, Süßholz, Hopfenzapfen, Rankender Efeu, Himbeere, Brombeere, Beifuß, Arnika.

_Amenorrhoe_

– *Pflanzen, die Gestagene imitieren:* Frauenmantel, Steinsamen, Geißbart, Rainfarn, Mönchspfeffer, Schafgarbe, Sarsaparilla.
*Zur Wiederherstellung des Gesamtgleichgewichts und zur Entschlackung der Ausscheidungsorgane* (Niere, Darm, Leber, Lunge, Haut) die »Ausscheidungsmittel« der traditionellen Medizin: Schachtelhalm, Hagebutte, Zitrone, Rosmarin, Artischocke, Boldo, Erdrauch, Condurango; Honig und Pollen.
Spurenelemente: Kobalt, Kupfer, Zink, Mangan, Lithium, Magnesium.
*Zur Förderung der lokalen und allgemeinen Durchblutung:* Hamamelis, Hydrastis, Haselnuß, Rote Weinrebe, Stechmyrte, Immergrün, Eberesche, Steinklee, Roßkastanie.
*Zur Beruhigung des zentralen Nervensystems und des neurovegetativen Systems:* ätherisches Öl der Orangenblüten, Engelwurz, Estragon, Lavendel. Tinktur: Schotenklee, Salweide, Schwarznessel, Weißdorn, Anemone, Passionsblume, Baldrian, Pfingstrose, Gelsemium, Melisse.

Schon wieder eine lange Liste von Pflanzen, was fängt frau damit an? Zum Beispiel könnt ihr zunächst einmal *Urtinktur von Salbei* nehmen, 2 mal 50 Tropfen pro Tag, und sobald eine Blutung einsetzt, 30 Tropfen Urtinktur Salbei morgens und abends 50 Tropfen Mazerat von Himbeerknospen (in 1. Dezimalverdünnung (D 1) zur Normalisierung des Zyklus und gegen eventuelle Schmerzen bei der Menstruation.

Beispiel für eine Einreibung mit ätherischen Ölen:
Ätherische Öle von:

| | |
|---|---|
| Muskatsalbei (Salvia sclarea): | 3 g |
| Salbei (Salvia officinalis): | 2 g |
| Zypresse: | 8 g |
| Artemisia arborescens: | 2 g |
| Lavendel: | 8 g |

eventuell versetzt mit Mandel- oder Haselnußöl. Im Bereich der Eierstöcke einmassieren, bis es eingezogen ist.

*Amenorrhoe*

Noch anspruchsvoller wäre es, »den Zyklus aufzubauen«, indem während der ersten Phase Pflanzen mit östrogenähnlicher Wirkung genommen werden, zusammen mit einem Entschlackungsmittel oder anderen Pflanzen, die auf das Umfeld wirken; und in der zweiten Phase gestagenähnliche zusammen mit Pflanzen, die die Durchblutung fördern und beruhigend wirken.

Salbei und Schachtelhalm haben wir schon behandelt (siehe Abschnitt »Unregelmäßige Menstruation«). Nun zu einer Reihe neuer Pflanzen:

RINGELBLUME (Calendula officinalis)
Verwendet werden: Blüten
Eigenschaften: wirkt regulierend und schmerzlindernd auf die Menstruation, entschlackend, harntreibend, senkt den Blutdruck, regt Abwehr und Wundheilung an (das Heilmittel gegen Wunden schlechthin).
Indikationen: ungenügende und schmerzhafte Menstruation, Reizung der Leber, Magen- und Darmgeschwüre, vermutlich bei Krebs (Gebärmutter, Magen).
Bei äußerlicher Anwendung: Wunden, Geschwüre, Abszesse
Urtinktur: 2-4 Tropfen pro Tag
Äußerliche Anwendung: Sud oder verdünnte Urtinktur, 1 Teelöffel auf eine große Tasse Wasser.

RAINFARN (Tanacetum vulgare)
Verwendet werden: die ganze Pflanze, blühende Spitzen
Eigenschaften: Wurmmittel, krampflösend, fördert die Blutung, Stärkungsmittel, fiebersenkend, antiseptisch, gestagenähnlich.
Indikationen: Madenwurm, Ascaris (Wurmparasiten), Darmentzündung mit Krämpfen, schwache Blutung, Mattigkeit, Fieber.
Aufguß von Samen und Blüten: 1 Teelöffel pro Tasse, 3 Tassen pro Tag.
Flüssiger Auszug: 0,2-0,6 g pro Tag, nur in der 2. Phase des Zyklus.

_Amenorrhoe_

LITHOSPERMUM (Lithospermum ruderdale)
Bei uns ist nur das Lithospermum officinale oder der _Steinsamen_ bekannt: als harntreibendes Mittel und zur Auflösung von Gallensteinen.
Verwendet wird: die ganze Pflanze
Aufguß: 2 Eßlöffel pro Tasse, 3 Tassen pro Tag
Nordamerikanische Ureinwohnerinnen verwenden Lithospermum ruderdale allerdings seit langer Zeit als Verhütungsmittel!
Das Wurzelkonzentrat scheint, wenn es über lange Zeit eingenommen wird, hemmend auf die Hypophyse zu wirken und damit wie ein Gestagen. Für unser Anliegen: als Urtinktur (in 10%iger Verdünnung oder anteilig 10% von der Gesamtmenge) eher in der 2. Phase des Zyklus.

LAVENDEL (Lavandula angustifolia)
Verwendet werden: Blüten
Eigenschaften: krampflösend, schmerzstillend, antiseptisch und bakterizid, begünstigt die Sekretion der Gallenblase, harntreibend, Stärkungsmittel, blutungsauslösend.
Indikationen: Infektionskrankheiten, besonders der Atemwege, Reizbarkeit, Melancholie, Migräne, Blasenentzündung, schwache Blutung.
In äußerlicher Anwendung: Vaginalausfluß, Pilze, Wunden, Brandwunden, Insektenstiche.
Aufguß: 1 Teelöffel pro Tasse, 3 Tassen pro Tag
Ätherisches Öl: 2-4 Tropfen, 3 mal pro Tag in einer Alkohol/Glyzerin-Lösung oder einem Sojahydrolysat (siehe Anhang 4).

ROSMARIN (Rosmarinus officinalis)
Verwendet werden: Blätter und Blüten
Eigenschaften: allgemeines Anregungsmittel (herzstärkend, stimuliert die Nebennierenrinde), erhöht den Blutdruck, wirkt antiseptisch auf die Lunge, begünstigt die Sekretion der Gallenblase, blutungsauslösend.
Indikationen: Müdigkeit, Asthma, Erkrankungen der Leber, Migräne, Verdauungsbeschwerden, schmerzhafte Menstruation

*Amenorrhoe*

und Vaginalausfluß. – Aufguß: wie üblich
Urtinktur: 30-120 Tropfen pro Tag
Ätherisches Öl: 3-4 Tropfen, 2-3 mal pro Tag in einer alkoholischen Lösung oder mit Honig nach den Mahlzeiten einnehmen. *Vorsicht*, das ätherische Öl hat in hohen Dosen schlimme Nebenwirkungen: Es kann Epilepsie auslösen, ebenso Blutungen, eine Albuminurie (Eiweiß im Urin) und eine Leber- und Nierenverfettung!

In der *chinesischen Medizin* finden wir bei uns bekannte Pflanzen wieder: *Thuya,* die wir auf S.53 im Abschnitt »Blutungen« behandelt haben, die *Moosfarne,* von denen in Europa 600 verschiedene Arten bekannt sind, eine davon auch in den Schweizer Alpen (!). Die Schulmedizin kennt dennoch ihre medizinische Wirkung nicht; *Rhabarber,* der bei uns für die gynäkologische Indikation nicht bekannt ist. Er wird bei uns bei Blutarmut, allgemeiner Schwäche und bei Verdauungsstörungen angewendet. Rhabarber ist kontraindiziert bei Hämorrhoiden, Gicht und Nierenerkrankungen (Oxalatsteine).

ECHTES HERZGESPANN (Leonorus cardiaca)
Diese Pflanze geriet in Europa in Vergessenheit, obwohl sie eigentlich hier heimisch ist!
Verwendet werden: obere Blüten und Blätter
Eigenschaften: krampflösend, blutungsauslösend, beruhigt die Nerven, Abführmittel.
Indikationen: Herzklopfen, Angina pectoris, Amenorrhoe, Krämpfe der Harnwege, Albuminurie (Eiweiß im Urin), Reizungen, schmerzhafte Blutung, Blutarmut.
Abkochung: 3 Tassen pro Tag.

Wenn diese Vorschläge aus der Pflanzenheilkunde nicht ausreichen, sollte frau eine Grundbehandlung mit energetischer Akupunktur (s. Literaturhinweis in Anhang 6) oder Homöopathie in Betracht ziehen. Eine homöopathische Behandlung ist vor allem dann angezeigt, wenn die Regel nach einem einschneidenden emotionalen Erlebnis (z.B. Fehlgeburt, Schwangerschaftsabbruch, Trauer etc.) ausblieb.

# II. STÖRUNGEN, ENTZÜNDUNGEN UND INFEKTIONEN

## 1. Entzündungen der Vulva und Vagina

In der Vagina lebt normalerweise eine ganze Bevölkerung von Bakterien. Die wichtigsten unter ihnen sind die Milchsäurebakterien, die für ein saures Milieu sorgen. Dieser Säuregehalt schützt die Vagina vor allen möglichen krankheitserregenden Keimen. Wenn aus irgendeinem Grund das ökologische Gleichgewicht der Vagina gestört ist, können sich Pilze, einzellige Lebewesen und Bakterien vermehren und Ausfluß von unterschiedlicher Farbe, Konsistenz und Geruch hervorrufen sowie sehr schmerzhaftes Brennen und Jucken.

*Was kann das ökologische Gleichgewicht der Vagina verändern?*

Unsere Vagina ist nicht das isolierte Organ, das von Gynäkologen untersucht wird, sondern sie ist Teil unseres Körpers und alles, was mit uns geschieht (körperlich und seelisch), kann einen Einfluß auf ihre Gesundheit haben. Wir sind anfälliger für eine Infektion, wenn unsere Abwehrkräfte geschwächt sind durch:
- eine andere Erkrankung
- eine unausgewogene Ernährung
- Schlafmangel
- Blutarmut
- Einnahme von Medikamenten (z.B. Antibiotika)
- Einnahme bestimmter Hormone wie Cortison oder die Pille
- gesundheitsschädliche »Hygiene«, wie die Verwendung von Vaginalsprays oder zu häufiges Schaumbaden
- Streß

Die Liste ist selbstverständlich nicht vollständig, und ihr habt vielleicht aus eigener Erfahrung andere Ursachen festgestellt, die Infektionen der Vagina auslösen. Es ist zu fragen, ob ein

*Vaginalentzündungen*

auslösender Faktor vielleicht auch psychosomatischer Natur ist. So konnten die Frauen vor der Ära der Verhütung z.B. immer einen Vorwand finden, wenn sie nicht mit einem Mann schlafen wollten. Mit der Pille, der Spirale, der Sterilisation ist die Situation schwieriger geworden für Frauen, die sich aus verschiedenen Gründen nicht getrauen, ihrem Partner zu sagen, daß sie keine Lust haben, mit ihm zu schlafen. Mit einer Vaginalinfektion ist das anders ... Es gibt natürlich auch andere Formen des Zusammenseins!

*Vorbeugung gegen Infektionen*

- die Vulva sollte lieber mit der Hand als mit einem Waschlappen gewaschen werden, der ein idealer Nährboden für Keime ist;
- keine zu häufigen Vaginalspülungen, damit die Bakterien erhalten bleiben, die den Säuregehalt der Vagina produzieren;
- sich von vorne nach hinten abwischen und nicht umgekehrt, damit die Bakterien des Darmes nicht auf die Vagina übertragen werden;
- keine alkalische Seife verwenden (die meisten im Handel erhältlichen Seifen sind alkalisch), denn diese vermindert den Säuregehalt der Vagina, besser eine saure Seife (sie ist in Drogerien und Apotheken erhältlich);
- die Intim-Sprays aufgeben, die die Vaginalflora zerstören. Das hat einen doppelt positiven Effekt: frau beugt einer Infektion vor und weigert sich, der Werbung zu gehorchen, die von der vorherrschenden männlichen Ideologie getragen ist, die behauptet, daß wir stinken. Habt ihr jemals gehört, daß ein Penis stinkt?
- Strumpfhosen und Unterwäsche aus synthetischen Fasern vermeiden, denn sie schließen luftdicht ab und schaffen ein Treibhausklima, das allen Keimen sehr gut bekommt, die die Vagina befallen können;
- Baumwollschlüpfer tragen, die man kochen oder mit einem sehr heißen Eisen bügeln kann;

_Vaginalentzündungen_

– keine zu engen Hosen tragen. Das Reiben begünstigt die Entzündung der Schleimhaut und dadurch die Infektion;
– den Badeanzug nicht auf dem Körper trocknen lassen, denn er kann Sporen enthalten (ruhende Keime, die auf einen günstigen Moment warten, um sich zu entwickeln). Nach dem Baden den Badeanzug gut auswaschen und gut trocknen lassen. Das gilt vor allem nach dem Bad im Schwimmbad. Am besten ist es sowieso, nackt zu baden, leider ist das nicht oft möglich.

Dies sind Vorkehrungen, die frau alleine treffen kann; bestimmte Infektionen werden aber vom Partner während der Penetration übertragen. Es ist also notwendig, daß auch der Partner sich sauber hält. Der Mann sollte sich jeden Tag den Penis waschen und zusätzlich vor der Penetration, denn unter der Haut vermehren sich Keime, die nach einigen Forschern Gebärmutterhalskrebs hervorrufen können. Untersuchungen in den USA haben ergeben, daß Frauen, die mit beschnittenen Männern Verkehr haben, seltener an Gebärmutterhalskrebs erkranken.

Für lesbische Frauen ist das Risiko einer Ansteckung geringer, denn Voraussetzung wäre, daß Vaginalsekret, z.B. mit dem Finger oder dem Mund, von der einen auf die andere übertragen wird. Zur guten Hygiene gehören also auch die Pflege der Fingernägel, die kurz sein sollten, und das Händewaschen (Zähneputzen ebenfalls!).

_Schnelles Erkennen der Infektionen_

Ein Großteil der Infektionen kann entdeckt werden, bevor Symptome wie Ausfluß oder Juckreiz auftreten. Die Untersuchung der Vagina mit Hilfe eines Spekulums läßt erste Anzeichen erkennen; ihr müßt allerdings das Aussehen eurer Vagina im Normalzustand gut kennen. Beispielsweise können Teile der Vagina oder die Öffnung des Gebärmutterhalses röter sein als normal, oder es sind kleine rote Flecken auf dem Hals der Gebärmutter zu sehen.

*Candida*

Die Farbe, die Konsistenz und der Geruch des Sekrets ändern sich. Die Farbe läßt sich besser sehen, wenn ihr ein wenig Ausfluß mit einem sauberen Finger von der Wand der Vagina abnehmt und ihn auf einem Stück Glas verteilt. Wir wollen hier die häufigsten Erreger von Brennen in der Vagina oder Vulva näher untersuchen:

- Candida
- Trichomonaden
- unspezifische Bakterien
- Herpes
- Feigwarzen
- Chlamydien
- Mykoplasmen
- Gardnerella (Hämophilius) oder Corynebacterium
- hämolysierende Streptokokken der Gruppe B
- Gonokokken
- Trypanosomen der Syphilis

Zum Schluß werden wir die chronischen Vaginalentzündungen behandeln.

## Candida (Candida albicans oder Monilia)

Candida ist ein Pilz, dessen Sporen praktisch überall sind: im Schwimmbad, auf der Wäsche und in den Betten. Er kann sich auch in der Vagina ständig aufhalten, ohne Beschwerden hervorzurufen. Aber wenn das ökologische Gleichgewicht der Vagina gestört ist, wächst er und vermehrt sich, vor allem in den tiefer gelegenen Teilen der Vagina und um den Gebärmutterhals herum.

### Die Symptome

- Reizung, Brennen und starker Juckreiz der Vulva und des äußeren Vaginaleinganges. Manchmal sind die Vagina und die äußeren Teile stark gerötet, ein Anzeichen für eine Entzündung.

*Candida*

- weißer Ausfluß, der nach Hefe riecht und dessen Konsistenz an »Hüttenkäse« erinnert;
- frau muß häufiger Wasser lassen und manchmal spürt sie dabei ein Brennen.

Wird die Vagina mit Hilfe eines Spekulums untersucht, zeigen sich weiße Spuren. Darunter ist die Vaginalwand rot, rauh und gereizt.

*Untersuchung:*

Um ganz sicher zu gehen, daß es sich um Candida handelt, verteilt frau ein wenig von dem Ausfluß auf einem Glasplättchen (Abstrich). Es ist möglich, den Pilz zu sehen, ohne ihn anzufärben, aber um ihn im Milieu der Epithelzellen besser zu sehen, kann man anstelle von physiologischer Kochsalzlösung auch Kaliumhydroxid (KOH) verwenden. Das Kaliumhydroxid läßt diese Zellen aufplatzen, die dann wie ein heller Teppich erscheinen, von dem sich Netze des Pilzes dunkler abzeichnen.

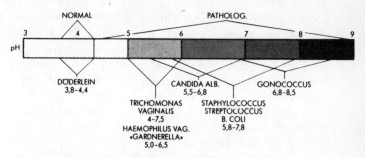

## Was schlägt die Schulmedizin vor?

Pilztötende Cremes oder Zäpfchen, Nystatin als Basis (Moronal®, Mykostatin®) zur lokalen Anwendung. Die Kur dauert 10-15 Tage, und sie muß bis zum Schluß durchgeführt werden, selbst wenn die Anzeichen verschwunden sind. Diese Präparate können auch eingenommen werden, was vor allem dann anzuraten ist, wenn der Verdauungstrakt ebenfalls befallen ist

*Candida*

(manchmal mit Durchfall). Dies läßt sich nachweisen, indem aus dem Darm gewonnenes Sekret untersucht wird. Es gibt auch andere Präparate mit »Breitbandspektrum«, die sich gegen verschiedene Typen von Vaginalentzündung gleichzeitig richten. Ein Nachteil dieser Methoden ist, daß die Pilze immer weniger empfindlich werden gegen Medikamente, die zu häufig angewendet werden (die Infektionen können dann chronisch werden).

## Alternative Behandlungsmethoden

Wenn die Infektion sehr früh festgestellt wird, kann es genügen, Milchsäurebakterien hinzuzufügen, um das Gleichgewicht wieder herzustellen. Es kann auch *aktiver Joghurt* angewendet werden (d.h. nicht pasteurisierter, der noch lebende Bakterien enthält) oder aber pharmazeutische Präparate wie Lactoferment in Tablettenform oder Spuman. Warum werden hier mehrere Namen genannt? Weil die Präparate zwar meistens gut vertragen werden, nur auf das eine oder andere Bindemittel kann frau empfindlich reagieren (Brennen, Allergie). Joghurt wird natürlich am besten vertragen, aber das Auftragen ist etwas schwierig! Dazu plaziert frau das Spekulum in die Vagina und führt einen Löffel voll Joghurt ein. Wichtig ist dabei, zuerst das Spekulum (dabei darf es nicht ganz geschlossen werden) und dann den Löffel herauszuziehen, sonst ist der ganze Joghurt am Spekulum. Oder frau nimmt einen Applikator. Wenn die Infektion schwer ist, kann frau mit *sauren Vaginalspülungen* beginnen; und zwar mit Hilfe eines Gummiballons für Einläufe (in Apotheken erhältlich; mit Essig oder Zitrone, 2 Teelöffel auf eine große Tasse), ein bis zwei Tage lang 2 mal pro Tag, dann werden *Milchsäurebakterien* hinzugefügt. Die sauren Spülungen sollen nicht zu häufig angewendet werden, denn dann werden auch die Milchsäurebakterien eliminiert. *Vorsicht:* Vaginalspülungen sind für schwangere Frauen nicht anzuraten.

Eine andere Möglichkeit bei hartnäckiger Candida:
- eine Vaginalspülung mit *Natriumkarbonat* (1 Messerspitze auf eine große Tasse Wasser) am Morgen;

*Candida*

- *Knoblauch* am Morgen und am Abend. Eine Knoblauchzehe wird geschält, aber nicht eingeschnitten, denn das kann Brennen hervorrufen. Sie kann so, wie sie ist, eingeführt werden; oder sie wird in einen Mullstreifen eingewickelt, der aus der Vagina herausschaut, oder frau zieht einen Faden durch. Die in Mull gewickelte Knoblauchzehe kann in Öl getaucht werden, um das Einführen zu erleichtern.
- *Milchsäure,* am Abend, egal in welcher Form. Die ganze Kur dauert 10-15 Tage.
- Ätherische Öle. Am wirksamsten gegen Candida sind: Bohnenkraut, Lavendel, Rosenholz, Melaleuca alternifolia, Alant (Inula odorata).

Schließlich hilft auch Enzian gegen Candida, sowohl in der Vagina als auch auf dem Po von Babys, aber er gibt Flecken! In Zäpfchen darf Enzian nur zu 1 Promille enthalten sein, sonst verursacht er Brennen. Zur Beruhigung des Juckreizes kann eine Creme oder eine Flüssigkeit auf Kamillebasis angewendet werden, mit der die Vulva mehrmals am Tag je nach Bedarf gespült wird (s.S.30), oder verdünnte Tinktur von Ringelblumen und Hydrastis.

Geschlechtsverkehr mit Penetration sollte während der Kur nicht stattfinden, denn er ruft eine zusätzliche Reizung hervor, die nicht nur schmerzhaft ist, sondern auch eine Ausdehnung der Infektion nach sich ziehen kann. Eine Infektion mit Candida ist nicht gefährlich, aber sehr lästig, denn es ist schwierig, sie völlig loszuwerden. Vier bis sieben Tage nach dem Ende der Behandlung muß frau nachschauen, ob alle Anzeichen der Infektion wirklich verschwunden sind. Manchmal tritt kein Symptom mehr auf bis zur nächsten Menstruation, dann fängt die Infektion wieder an, denn die Menstruation bringt eine Veränderung im Vaginalmilieu und mindert die Abwehr. Am Ende der Menstruation sollte deshalb eine kurze vorbeugende Behandlung durchgeführt werden.

Wir erinnern noch einmal an die Faktoren, die eine Infektion begünstigen:

- Die Einnahme von Antibiotika oder anderen Medikamenten, die im Falle einer Infektion verschrieben werden
- Schwangerschaft
- Einnahme der Pille oder anderer Hormone
- Diabetes oder Vorstadium des Diabetes.

## Trichomonaden

Trichomonaden sind einzellige Lebewesen, die sich in der Vagina, den Gedärmen, dem Enddarm von vielen Frauen und Männern befinden und in der Harnröhre von vielen Männern, ohne dabei normalerweise Beschwerden hervorzurufen. Sie sind birnenförmig mit jeweils vier Geißeln, die ihnen eine Fortbewegung ermöglichen. Wie kriegt frau Trichomonaden?

Im allgemeinen werden sie übertragen durch:

- feuchte Textilien: Badeanzüge, Unterwäsche, Handtücher und Waschlappen. Trichomonaden können auch außerhalb des menschlichen Körpers in einem warmen und feuchten Milieu leben (z.B. Klobrillen);
- sexuelle Kontakte
- sie können vom Enddarm auf die Vagina übertragen werden, wenn man sich von hinten nach vorne abwischt oder durch Analverkehr, dem Vaginalverkehr ohne vorherige gründliche Reinigung folgt. Trichomonaden leben in einem Milieu, das weniger sauer ist als das normale Vaginalmilieu. Alles, was das saure Milieu der Vagina also verändert, kann zur Ausbreitung der Trichomonaden führen. Aus diesem Grund wächst die Aktivität der Trichomonaden vor der Menstruation an.

*Symptome:*
- starker Juckreiz, Entzündung der Vulva und des Vaginaleingangs;
- Brennen beim Wasserlassen; das Brennen kann auch sonst spürbar sein;
- übelriechender, schaumiger, gelbgrünlicher Ausfluß.

*Trichomonaden*

Durch eine Untersuchung der Vagina mit Hilfe eines Spekulums kann frau die Infektion von Anfang an feststellen. Die Vagina ist sichtbar stärker gerötet als sonst. Manchmal sind kleine nadelkopfgroße rote Flecken auf der Vaginalwand und auf dem Gebärmutterhals zu sehen. Die Vaginalwand kann schmerzen, jucken, geschwollen sein oder bluten.

Falls nur Trichomonaden die Infektion hervorrufen, kann der Ausfluß schwach, schaumig und gelb-grünlich sein, es ist aber nicht immer so. Wenn es sich um eine Mischinfektion handelt, was häufig vorkommt, ist der Ausfluß dicker und weißlich. Wenn der Ausfluß sehr stark ist, kann es zur Reizung der Schenkelinnenseiten kommen. Die Trichos können auch die Harnröhre befallen und eine Infektion der Harnwege mit Brennen verursachen.

*Untersuchungen:*

Um ganz sicher zu gehen, daß es sich um eine Trichomonadeninfektion handelt, kann frau ein wenig Ausfluß nehmen und ihn auf einem Glasplättchen mit einem Tropfen physiologischer Kochsalz-Lösung ausstreichen. Die Trichomonaden sind bei 400facher Vergrößerung gut sichtbar. Sie sind etwas größer als ein weißes Blutkörperchen; wenn frau den Abstrich schnell zum Mikroskop bringt und die physiologische Kochsalz-Lösung lauwarm ist, müßte zu sehen sein, wie die Trichomonaden sich zwischen den Zellen und weißen Blutkörperchen bewegen. Nach den Beobachtungen der Gynäkologischen Poliklinik in Genf finden sich bei 30% der Fälle von Vaginalentzündungen mit Trichomonaden auch Gonokokken. Es ist also sinnvoll, gleich bei der Diagnostik eine Gonokokkenkultur anzulegen und sie nach der nächsten Menstruation zu wiederholen (s.S.112).

**Was schlägt die Schulmedizin vor?**

Die gängige medizinische Behandlung ist die mit Metronidazol (Clont®, Flagyl®) in Tablettenform oder als Vaginalzäpfchen.

*Trichomonaden*

Da frau sich eine Trichomonadeninfektion meist beim Sexualverkehr zuzieht, muß auch der Partner behandelt werden. Die
Männer haben im allgemeinen keine Symptome, sie erfahren
also nur, ob sie Trichomonaden haben, wenn eine Frau, die mit
ihnen Verkehr hat, infiziert ist. Das Metronidazol hat folgende
Kontraindikationen:

- eine gleichzeitige Erkrankung des Blutes, des Nervensystems
  oder eine andere Infektion;
- wenn frau schwanger ist oder stillt, nimmt sie besser kein
  Metronidazol, denn es geht ins Blut des Kindes und in die
  Milch über (Vaginalzäpfchen können aber angewendet werden);
- wer während der Kur Alkohol trinkt, muß mit Erbrechen
  rechnen, denn das Metronidazol blockiert den Abbau des
  Alkohols; ein Glas wirkt wie mehrere;
- manchmal führt das Metronidazol zu dunkler Urinausschei-
  dung.

Weitere mögliche Nebenwirkungen: Übelkeit, Durchfall,
Krämpfe, Schwindelgefühl, metallischer Geschmack im Mund,
Trockenheit von Mund und Vagina. Manchmal mündet die
Behandlung in eine Infektion mit Candida! Wenn ihr nach dem
Ende der Behandlung weiterhin Ausfluß habt, habt ihr euch
vielleicht einen Pilz geholt oder wieder Trichomonaden, oder
ihr seid durch die erste Behandlung noch nicht geheilt. Ihr
müßt vier bis sechs Wochen abwarten, erst dann kann die Kur
mit Metronidazol wieder begonnen werden, denn das Metronidazol zerstört die weißen Blutkörperchen, und die müssen erst
wieder neu gebildet werden. Der Arzt sollte vor, während und
nach der 2. Behandlung die weißen Blutkörperchen auszählen
lassen. Wenn ihr allerdings einen Pilz habt, könnt ihr sofort
behandelt werden.

Das Metronidazol ist alles andere als ideal, es wird sogar für
andere Übel verdächtigt (Beispiel: Krebs), deshalb ziehen SchulmedizinerInnen derzeit Ornidazol vor, bis auch darüber noch
mehr Erfahrungen ausgewertet sein werden.

*Trichomonaden*

## Die alternativen Behandlungsmethoden

Eine geschälte *Knoblauchzehe,* nicht eingeschnitten (wie oben).
Während der ersten Tage der Behandlung sollte die Zehe zwei-
bis dreimal pro Tag gewechselt werden, danach zweimal pro
Tag. Das Ganze ungefähr 10 Tage lang. Da der Knoblauch auch
eine bakterizide Wirkung hat, sollten am Ende der Behandlung
auch Milchsäurebakterien in die Vagina eingeführt werden.
Diese Behandlung wirkt natürlich nur bei der Frau; wenn aber
euer männlicher Partner auch keine chemischen Medikamente
einnehmen will, kann er die Einnahme von Knoblauch versuchen, etwa als Knoblauchkapseln. Wenn der Knoblauchatem
stört: er wird neutralisiert, wenn ihr Kümmel lutscht. In dieser
Dosis ist Knoblauch blutdrucksenkend, was uns dazu veran-
laßt, ihn näher zu betrachten:

KNOBLAUCH (Allium sativum)
Verwendet werden: Zwiebel, Essenz
Eigenschaften: wirkt antiseptisch auf Gedärme und Lungen,
stoppt und tötet Bakterien ab, wirkt anregend, blutdrucksenkend, verlangsamt den Puls, krampflösend, wirkt ausgleichend
auf die Drüsen, harntreibend, belebt die Verdauung, Mittel
gegen Würmer.
Indikationen: Infektionskrankheiten (Keuchhusten), Durchfall, Lungenerkrankungen, allgemeine Schwächezustände, arterieller Bluthochdruck, Blutandrang und verstärkte Gerin-
nungsneigung des Blutes, Nierensteine, Gonorrhoe (?), Verstopfung, Darmparasiten (Ascaris, Madenwürmer).
Bei äußerlicher Anwendung: Hühneraugen, Warzen, Wunden,
Parasiten, Insektenstiche.
Knoblauch ist kontraindiziert in der Stillzeit und bei den
Symptomen einer Lungenreizung: trockener starker Husten,
Fieber. Es ist sinnvoll, nach 10 Tagen eine Kontrolle durchzuführen.

*Unspezifische Vaginalentzündungen*

## Unspezifische bakterielle Vaginalentzündungen

Das sind Infektionen, die weder von einem Pilz noch von Trichomonaden hervorgerufen werden. Normalerweise leben mehrere Arten von Bakterien in der Vagina und werden gewöhnlich Vaginalflora genannt. Dank der Milchsäurebakterien, die auch Döderlein-Bakterien heißen, ist die ständige Vaginalsekretion sauer (ph-Wert: 4,5). Dieser Säuregehalt verhindert eine Ausbreitung der Bakterien. Einer Infektion muß eine Aggression vorausgehen, etwa Penetration mit zu geringer Vaginalsekretion, zu enge Hosen oder eine medizinische Behandlung, wie beispielsweise Einnahme von Antibiotika, Corticoiden (Cortisonpräparate) oder synthetischen Hormonen, die den Säuregehalt verändern und die Ausbreitung der Mikroben begünstigen.

Können die Keime von Geschlechtskrankheiten ausgeschlossen werden (Gonokokken, Chlamydien), verzichtet die Medizin auf eine genaue Identifizierung der Erreger und spricht deshalb von unspezifischen bakteriellen Infektionen.

*Symptome:*
- oft ist das erste Anzeichen häufiges Wasserlassen und ein Brennen dabei;
- Schmerzen im Kreuz und Krämpfe, geschwollene und druckempfindliche Lymphknoten, vor allem in der Leistenbeuge;
- die Vaginalwände sind geschwollen und mit einer dicken Schicht von dickflüssigem Eiter bedeckt (der meist aus weißen Blutkörperchen besteht, die die Infektion bekämpfen; sowie aus Bakterien und abgestorbenen Zellen). Der Eiter kann weiß oder gelblich sein, manchmal mit Blutschlieren;
- mehr oder weniger starker Juckreiz der Vulva.

Wenn die Infektion nicht sehr schnell bekämpft wird, kann sie sich von der Vagina auf die Harnröhre und die äußeren Schamlippen ausbreiten. In der Gebärmutter und in den Eileitern kann sie aufsteigen, was zu Sterilität führen kann. Chronische

*Unspezifische Vaginalentzündungen*

Infektionen können ein anormales Wachstum der Zellen des Gebärmutterhalses verursachen und durch die Entzündung und Reizung krebsfördernd wirken.

**Was sagt die Schulmedizin?**

Sie bietet Vaginalcremes oder Tabletten auf Sulfonamidbasis an oder mit anderen Entzündungshemmern bzw. Antibiotika: Neosultrin-Salbe® (Sulfonamid) muß 10 Tage lang 2 mal am Tag aufgetragen werden. Gyno-Sterosan®: 10 Tage lang muß 1 Vaginal-Tablette pro Tag eingeführt werden. Am Schluß kommt immer eine Serie Lactofermente. In einer akuten Situation können diese Behandlungen wirken; im Falle einer chronischen Infektion sind sie allerdings nicht ratsam, da sie die Abwehr schwächen. Frau sollte zur Vorbeugung auch keine vaginalen Desinfektionsmittel nehmen, da sie das Gleichgewicht der schützenden Flora zerstören.

**Alternative Behandlungsmethoden**

Naturheilmittel, die zu Beginn einer Infektion genügen, sind saure Vaginalspülungen (mit Zitrone oder Essig, am besten mit hausgemachtem Essig, der keine Färbungs- oder Konservierungsstoffe enthält!) mit etwas Wasser, 10 Tage lang 2 mal am Tag, danach zusätzlich noch Milchsäurebakterien. Die Pflanzenheilkunde hat in diesem Bereich noch viel mehr zu bieten, da Pflanzen und vor allem *ätherische Öle* (Aromatherapie) eine wunderbare antibakterielle Wirkung haben.

Aber zunächst einige allgemeine Betrachtungen, *ab wann ist z.B. eine Behandlung nötig?* Bei einer nichtspezifischen bakteriellen Infektion zeigt die mikroskopische Untersuchung des Ausflusses eine reiche Flora, was alleine nicht genügt, und zusätzlich auch weiße Blutkörperchen in einer Anzahl, die eine Entzündung anzeigt. Physiologisch ist es normal, vor der Menstruation oder bei dem Eisprung einige weiße Blutkörperchen zu haben. Eine Frau mit Spirale hat sie fast immer, denn der Fremdkörper in der Gebärmutter zieht eine Entzündung nach

*Unspezifische Vaginalentzündungen*

sich. Es ist wichtig, sich bei der Diagnose nicht allein auf das Mikroskop zu verlassen, sondern vor allem auch auf die Anzeichen, die die Frau hat. Auch ohne sichtbare Anzeichen kann es vernünftig sein, eine Behandlung durchzuführen, etwa bevor eine Spirale eingesetzt wird oder bei einem anormalen Krebsabstrich (Pap.), wenn unter Umständen ein weiterer folgen soll. Unter den Naturheilmitteln wollen wir auch *kalte Sitzbäder* nennen, die die Durchblutung anregen – eine Methode nach Dr. Kuhne –, oder auch Übungen, die den Beckenboden anziehen und entspannen (wie bei der Vorbereitung auf die Geburt). Mit der Zeit lernt frau, die Vagina ohne die Gesäßmuskulatur zusammenzuziehen und kann die Übungen an x-beliebigen Orten durchführen, ohne daß es irgend jemand merkt, z.B. im Bus.

*Welche Pflanzen sind zu nehmen?*

HYDRASTIS (Hydrastis canadensis)
Verwendet werden: Rhizome
Eigenschaften: Stärkungsmittel, zieht die Gefäße der Pelvis (Becken) zusammen, blutstillend, schweißhemmend, begünstigt die Gallenabsonderung.
Indikationen: Hämorrhoiden, Krampfadern, Blutung aus der Gebärmutter, Reizungszustand der Gebärmutter und des Gebärmutterhalses, Verstopfung der Gallengänge, Geschwüre an den Beinen, verminderte Abwehr gegenüber Infektionen.
Sud aus Wurzeln: 60 g pro Liter, 2-3 Tassen pro Tag
Urtinktur: 30-120 Tropfen pro Tag, bei innerer Anwendung; für Vaginalspülung in Wasser auflösen, gut auch in Kombination mit einer der beiden folgenden Pflanzen:

RINGELBLUME (Calendula officinalis)
Verwendet werden: Blüten
Eigenschaften: reguliert die Menstruation und lindert die Schmerzen dabei, entschlackend, harntreibend, senkt den Blutdruck durch Erweiterung der peripheren Blutgefäße, anregend,

_Unspezifische Vaginalentzündungen_

bekämpft möglicherweise Krebs, desinfiziert und fördert die Wundheilung, hervorragendes Wundheilmittel.
Indikationen: schwache, stark schmerzende Menstruation, Entzündung der Leber, Magengeschwür.
Bei äußerlicher Anwendung: Geschwüre, Schrunden, Wunden, Furunkel, Brandwunden.
Aufguß: 1 Teelöffel pro Tasse
Urtinktur: 60-120 Tropfen pro Tag
Äußerliche Anwendung: Urtinktur in Verdünnung, 1 Teelöffel pro Tasse oder Ringelblumencreme.


BEINWELL/WALLKRAUT (Symphitum officinale)
Ihr Name kommt von »Pflanze, die schweißt« aus der Antike, in der sie für mehrere Tugenden bekannt war, unter anderem dafür, daß sie Brüche heilt.
Verwendet wird: die Wurzel
Eigenschaften: schmerzlindernd, Mittel zur Wundheilung, Adstringens.
Indikationen: Enteritis, Durchfall, Geschwüre, Bronchitis, Infektion der Geschlechtsorgane.
Bei äußerlicher Anwendung: Wunden, Brandwunden, Geschwüre an den Beinen, Schrunden an der Brustwarze, Afterschrunden u.a.
Wurzelkonzentrat: 150 g auf 1 Liter Wasser, kochen und zersetzen lassen, innerhalb von 24 Stunden trinken.
Urtinktur: 5-20 Tropfen, 3-4 mal pro Tag.
In der _Homöopathie_ ist Symphitum bei Verletzungen von Knochen und Knochenhaut (Knochenbruch) angezeigt, ebenso bei Augenverletzungen (ohne »Veilchen«).


_Letzte Reserve in Form von Urtinktur:_ Malve, Weiderich, Eibisch, Kastanie, Seerose, Buchsbaum, Kleie.
Eine der wichtigsten Methoden, wie Pflanzen bei Infektionen verwendet werden können, ist in Form von _ätherischen Ölen_ oder als _Pflanzenessenzen,_ die meistens durch Destillation gewonnen und dann mit Öl oder Alkohol vermischt werden.

*Unspezifische Vaginalentzündungen*

Die ätherischen Öle können sowohl lokal angewendet als auch eingenommen werden (siehe Anhang 4).

Es gibt über 40 Pflanzen, die wegen ihrer desinfizierenden Wirkung wichtig sind. Wir nennen nur diejenigen, die am häufigsten angewendet werden: Oregano, Bohnenkraut, Gewürznelke, Zimt, Eukalyptus, Zitronenpelargonie, Kajeputbaum, Kiefer, Lavendel, Thymian, Salbei und Thuya. Der riesige Vorteil der *Aromatherapie (Behandlung mit Pflanzenessenzen)* bei Vaginalinfektion ist, daß diese Pflanzen einen starken bakteriziden Effekt haben, der auch über lange Zeit nur wenig nachläßt, schließlich wendet man sie seit Jahrtausenden an (was man über die Antibiotika nicht sagen kann). Die Aromatherapie bietet auch die Möglichkeit für individuelle Behandlung: das Aromatogramm.

Dabei werden die Keime des Ausflusses in einem Milieu kultiviert, in dem sie gut wachsen. Nach 24 Stunden intensiven Wachstums werden sie einem Tropfen von jedem ätherischen Öl ausgesetzt, um zu sehen, welches Öl am wirksamsten ist. Das Verfahren ist das gleiche wie beim Antibiogramm, nur mit ätherischen Ölen anstelle von Antibiotika. Diese Untersuchung hat natürlich nur eine Bedeutung für den Augenblick (die Keime und auch die Trägerinnen verändern sich). Um ein sicheres Resultat zu erzielen, muß frau immer dasselbe ätherische Öl verwenden, nicht nur von der gleichen Pflanze, sondern aus derselben Bezugsquelle und vom selben Platz! Wenn ihr neben dem Vaginalausfluß auch einen Abstrich aus dem Darm und vom Hals kultiviert und diejenigen Pflanzen auswählt, die bei allen drei Abstrichen am wirksamsten sind, dann könnt ihr einer Pflanzentherapie für das ganze Umfeld näher kommen. Das heißt, die Pflanzen beheben in ihrer Wirkung andere Schwächen des Organismus als ein Ganzes gesehen. So wirkt z.B. Eukalyptus bei einer Frau im Vorstadium von Diabetes oder Wacholder oder Zitronenpelargonie bei einer Arthritiskranken.

Nach einer Untersuchung von Dr. Belaiche über die desinfizierende Wirkung der ätherischen Öle auf zwei verschiedene

## Unspezifische Vaginalentzündungen

Krankheitserreger ergibt sich, daß die pilzbekämpfenden Essenzen ungefähr die gleichen sind wie die Essenzen zur Bekämpfung von Bakterien; und das ist für uns sehr interessant. Einen wichtigen Fortschritt für die *Aromatherapie* stellen die Arbeiten von P. Collin und P. Franchomme über die Bestimmung der unterschiedlichen chemischen Zusammensetzungen (»Chemotypen«) ätherischer Öle dar. Es gibt zum Beispiel verschiedene Arten von Thymian (Thymus vulgaris)*; die eine enthält Thymol (ein Phenol), die andere Tujanol (einen Alkohol). Oder die verschiedenen Melaleuca-Arten: Melaleuca leucadendron = Kajeput, Melaleuca alternifolia, die Alkohol enthalten, und Melaleuca quinquinervia = Niaouli mit Oxiden. Es leuchtet ein, daß diese Pflanzen unterschiedliche Eigenschaften haben und je nachdem, ob sie auf Korsika oder in Nordafrika wachsen, unterschiedlich verwendet werden. Diese Untersuchung hat gezeigt, daß es erforderlich ist, zusätzlich zum botanischen Pflanzennamen den »Chemotyp« anzugeben. Wenn nun aufgrund eines Aromatogramms ein Öl ausgewählt wurde, werden auf dem Rezept selbst die Nummer des Postens und der Hersteller vermerkt, um sicherzugehen, daß der/die ApothekerIn dasselbe Öl verwendet, das im Labor getestet wurde.

Die Einteilung nach den Hauptbestandteilen, in Phenole, Alkohole, Aldehyde, Äther, Ester, Oxide, Terpene und Ketone, geht von den am stärksten anregenden (mit positiver elektrischer Ladung) zu den am stärksten beruhigenden oder lösenden (mit negativer elektrischer Ladung). Die antimikrobielle Wirkung steht in direktem Verhältnis zum Grad der positiven Ladung. Die Phenole sind jedoch mit Vorsicht zu gebrauchen aufgrund ihrer Toxizität für die Schleimhäute und die Leber und ihrer immunsuppressiven (abwehrschwächenden) Wirkung bei längerer Anwendung (mehr als 8-10 Tage).

---

\* Der Thymian aus der Drôme (Frankreich) wurde nach dem Unfall von Tschernobyl auf seine Radioaktivität hin getestet. Durch den Destillationsprozeß, in dem es gewonnen wird, ist das ätherische Öl selbst nicht mehr radioaktiv.

*Unspezifische Vaginalentzündungen*

Origanum (compactum) und Gewürznelke sind noch immer die wichtigsten Mittel, das heißt, diejenigen, die am häufigsten wirken; andere Möglichkeiten sind aber Bohnenkraut (Satureia montana), die verschiedenen Formen von Thymian, Basilikum, Melaleuca alternifolia u.a.

Wir wollen jetzt einige Pflanzen näher betrachten, auch im Hinblick auf Indikationen für das Umfeld: *Salbei* haben wir bereits in den Abschnitten »Unregelmäßige Menstruation« und »Amenorrhoe« behandelt, *Lavendel* ebenfalls bei Amenorrhoe, und im Abschnitt »Blutungen« *Thuya, Gewürznelke, Zimt* und *Zitronenpelargonie.*

Hier die anderen Pflanzen:

OREGANO/WILDER MAJORAN (Origanum vulgare)
Eigenschaften: beruhigend, krampflösend, verdauungsfördernd, hustenlösend, Desinfektionsmittel der Atemwege, Emmenagogum.
Indikationen: Appetitlosigkeit, träge Verdauung, chronische Bronchitis und Reizhusten, Asthma, Amenorrhoe.
Aufguß: 1 Teelöffel pro Tasse, 3 mal pro Tag
Ätherisches Öl: 3-5 Tropfen, 2-4 mal pro Tag (zum Bindemittel siehe weiter unten).

Für die folgenden Pflanzen gilt die gleiche Anwendungsweise:

BERGBOHNENKRAUT (Satureia montana)
Eigenschaften: verdauungsfördernd, anregend (vor allem für den Verstand), krampflösend, wirkt antiseptisch und tötet vor allem Pilze ab.
Indikationen: schwierige Verdauung, geistige und sexuelle Ermüdung, nervöse Magenschmerzen, Gärung im Darm, Darmparasiten, Asthma, Bronchitis.

*Unspezifische Vaginalentzündungen*

EUKALYPTUS/FIEBERBAUM/BLAUGUMMIBAUM
(Eukalyptus globulus)
Eigenschaften: entzündungshemmend, vor allem für Atem-
und Harnwege, blutzuckersenkend, Ohr- und Wurmmittel,
Mittel gegen Rheuma.
Bei äußerlicher Anwendung: gegen Bakterien und Parasiten,
hält Mücken fern.
Indikationen: Bronchitis, Grippe, Tuberkulose, Infektion mit
Colibakterien, Diabetes, Rheuma, Darmparasiten (Ascaris,
Madenwürmer), Migräne.
In hoher Dosierung ruft die Essenz Kopfschmerzen hervor,
eine Art Rausch und Niedergeschlagenheit. Das ätherische Öl
von Eukalyptus raviata wird gegen Herpes eingesetzt.

KAJEPUTBAUM (Melaleuca leucadendron)
Eigenschaften: entzündungshemmend, krampflösend, Mittel
gegen Neuralgie, Wurmmittel.
Indikationen: schmerzhafte Menstruation, Darmkatarrh, Blasenentzündung, chronische Erkrankung der Atemorgane,
Magenkrämpfe, Asthma, nervöses Erbrechen, Rheuma, Darmparasiten.
Niaouli, eine andere Melaleuca-Art (Melaleuca quinquinner-
via), ist von besonderem Interesse als Hormonregulator für die
Eierstockhormone und als Mittel gegen Herpes. Es wird zur
Anregung der Nebennierenrinde, bei Dysplasien und bei atypi-
schen (flachen) Kondylomen (Feigwarzen) angewandt und
gehört zur Gruppe der Oxide. Melaleuca alternifolia (Alkohole) hat eine stärkere antimikrobielle Wirkung.

KIEFER (Pinus sylvestris)
Eigenschaften: wirkt entzündungshemmend auf die Atemwege,
Harnwege und die Leber, regt die Nebennierenrinde an.
Indikationen: Erkrankungen der Atemwege, Grippe, Erkran-
kungen der Harnwege, Entzündung der Gallenblase, Gallen-
steine, Schmerzen in den Gedärmen.

*Unspezifische Vaginalentzündungen*

*Einige Formeln zur Anwendung (siehe auch Anhang 4):*
*– zur Vaginalspülung*

Beispiel:  Urtinktur Hydrastis
Urtinktur Ringelblume ⎫ aa qsp 60 ml
Kalium bichromicum 3 X ⎭
1 Teelöffel pro Liter,
2-3 Spülungen pro Tag
(aa: zu gleichen Teilen; qsp: soviel wie nötig, um die jeweils angegebene Menge zu erreichen)

Das *Kaliumbichromat* (Kalium bichromicum) wird in der *Homöopathie* wegen seiner Wirkung auf die Schleimhäute bei Entzündungen mit starker Sekretion von dickem, gelbgrünlichem Schaum angewendet.

*Anmerkung*

1. Die an Phenolen reichen ätherischen Öle von Gewürznelke, Oregano (Oreganum compactum), Bergbohnenkraut (Satureia montana), Thymian (Thymus vulgaris mit Thymol) können lokal zu 10 % angewendet brennen. Wir haben aber in unserer Tätigkeit bei den Frauen selten Beschwerden festgestellt, denn die ätherischen Öle sind in unserem Rezept zu weniger als 1 % verdünnt.

2. Die an Phenolen reichen ätherischen Öle haben einen immunstimulierenden Effekt während der ersten Tage, aber eine immunsuppressive Wirkung, werden sie mehr als 8-10 Tage angewendet. Sie sollen daher eher als Angriffsbehandlung benutzt werden, z.B. bevor das Resultat des Aromatogrammes erhältlich ist.

3. Wenn Cinnamomum cassia (eine Zimtart) im Aromatogramm gut herauskommt, soll es allein angewendet werden, da seine Wirkung bei Zusatz anderer ätherischer Öle nicht verstärkt, sondern verringert wird.

Rezept für ein *Vaginalzäpfchen* s.S.118 und Anhang 4.

*Unspezifische Vaginalentzündungen*

Wenn frau mit dem Ziel einer allgemeineren Wirkung ätherisches Öl einnehmen will, sollte sie vorsichtig sein, denn ätherische Öle können die Magenschleimhaut angreifen und Sodbrennen (bzw. Geschwüre) hervorrufen. Vor allem darf die Dosierung nicht überschritten werden; 3 Tropfen sind eben 3 und nicht 5. Auch sollten sie *nach* den Mahlzeiten eingenommen werden, am besten in folgenden Mischungen:

| | |
|---|---|
| ätherisches Öl I | |
| ätherisches Öl II | je nach Aromatogramm, aa 1g |
| ätherisches Öl III | |

| | |
|---|---|
| Alkohol zu 94% | 25 g |
| Glyzerin zu 98% | 10 g |

25 Tropfen, 3-4 mal pro Tag nach den Mahlzeiten.

Andere NaturheilkundlerInnen verschreiben ätherische Öle als Papainelixier. Papain ist tatsächlich ein gutes Verdauungsmittel, doch das Elixier wird mit viel Zucker und zusätzlich einem Konservierungsmittel hergestellt; aus diesen Gründen haben wir darauf verzichtet. Das Bindemittel, das die feinste Emulsion erzeugt, ist das *Sojahydrolysat* von Phytolis, Genf.
Ihr könnt ätherische Öle auch in Form einer kleinen Vaginalspülung oder als Creme nehmen. Weitere Formeln siehe Anhang 4.


Die *chinesische Medizin* kennt die

SONNENBLUME (Helianthus annuus)
Verwendet werden: Blüten
Eigenschaften für EuropäerInnen: fiebersenkend.
Indikationen: fiebrige Erkrankungen, Sumpffieber, Erkrankungen der Gallenblase.
Anwendungsweise für EuropäerInnen: Tinktur aus den Blüten (1:10), 25 Tropfen, 3 mal pro Tag.
Chinesische Anwendungsweise: Sud aus 15 g Blüten mit 30 g braunem Zucker (!) bei weißem Ausfluß und gleichzeitiger

Gesichtsblässe, heißen Füßen und Händen, Rückenschmerzen und Schwäche in den Beinen, Mattigkeit, schalem Geschmack im Mund, viel hellem Urin, langsamem und schwachem Puls. Übrigens verwendet man in der chinesischen Medizin bei Vaginalinfektionen auch Essig (zusammen mit anderen Pflanzen, die wir bei uns nicht kennen). Bei Vaginalentzündungen, die nicht von Geschlechtskrankheiten hervorgerufen werden, ist die Art der Keime kaum von Bedeutung.

## Herpes

Herpes ist eine Infektionskrankheit, die von einem Virus hervorgerufen wird, dem Herpes simplex, von dem man zwei Typen kennt (I, II). Der eine ist für die sogenannten »Fieberbläschen« verantwortlich, die um den Mund herum oder sonstwo auf der Haut auftreten. Der andere ruft eine Vaginalinfektion hervor, die man meist an der Vulva sieht.

*Die Anzeichen:*

- zunächst ein Brennen und eventuell geschwollene und schmerzhafte Lymphdrüsen;
- danach erscheinen kleine weiße Bläschen, die aufplatzen und schmerzhafte Wunden ergeben. Die Wunden vernarben spontan in ein bis zwei Wochen.

Vaginalherpes wird durch Sexualverkehr verbreitet. Die aktive ansteckende Wunde ist leider nicht immer sichtbar, denn sie kann im Glied und bei der Frau tief in der Vagina sitzen. Der Herpes simplex hat einen Verwandten, den Herpes zoster, verantwortlich für die Gürtelrose, eine ganz ähnliche Störung. Sie erscheint als Gürtel oder entlang eines empfindlichen Nervs.

*Die Risiken:*

Zum einen stellen die offenen Wunden ein Risiko für eine bakterielle Superinfektion dar, vor allem kann ein Säugling, der bei

*Herpes*

der Geburt von einem Vaginalherpes angesteckt wird, Hirnschäden davontragen. Vaginalherpes gilt deshalb als eine Indikation für Kaiserschnitt. Man kann daher heute von zwei Populationen sprechen, den HerpetikerInnen und den NichtherpetikerInnen. Es gibt auch Virusträger, die die Krankheit nicht haben.

**Was schlägt die Schulmedizin vor?**

Nichts, sie hat kein spezifisches Mittel dagegen. Man kann schmerzstillende Cremes nehmen oder antibiotische Cremes, um eine bakterielle Superinfektion zu vermeiden, aber geholfen ist damit nicht! Außer vielleicht mit den neuen Antivirusmitteln in Cremeform (Viru-Merz®, Virunguent®), die das Auftreten des Herpes stoppen können, vor allem wenn sie vom ersten Tag an genommen werden; aber eine gründliche Wirkung haben sie nicht, und Rückfälle lassen sich nicht vermeiden.

Im Augenblick wird versucht, einen Impfstoff zu entwickeln. Diese »epidemische« (!) ansteckende Krankheit dient übrigens in den Vereinigten Staaten als Vorwand für eine mächtige Kampagne der »moralischen Mehrheit« gegen sexuelle »Promiskuität« und gegen Homosexualität – zur Stärkung des Familienideals!

**Was sind die Alternativen?**

Hier ein weiteres phantastisches Kapitel der Pflanzenheilkunde; im Gegensatz zur Schulmedizin gelingt es der Naturmedizin, die Immunität der einzelnen gegen einen Virus zu stärken. Aber bevor wir von der Urtinktur Echinacea sprechen, zunächst einige Ratschläge zur Lebensführung, die eigentlich nur dem gesunden Menschenverstand entspringen:

Da Herpes unter anderem mit *Streß* in Zusammenhang steht, kann *Ausruhen* helfen. Bei der Ernährung sollte man Kaffee und andere Anregungsmittel (Tee, Nikotin, Drogen ...) sowie *Zucker* meiden, da er die Abwehr gegenüber Infektionen

*Herpes*

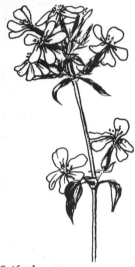

Seifenkraut

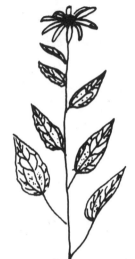

Echinacea (Kupferblume)

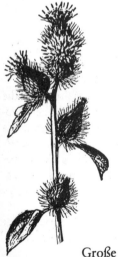

Große Klette

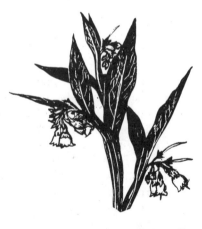

Beinwell

*Herpes*

schwächt. (Mehr über Ernährung und Immunität in Kapitel V.) Kamille oder Ringelblume können für Sitzbäder verwendet werden, die sauberhalten, aber nur wenig lindern.

KLEINE BRENNESSEL (Urtica urens), mindestens zu 10 % mit Ringelblume verdünnt und dazu ein Bindemittel, das lindert wirksamer.

Einer Mitarbeiterin des »Women Health Service« in Sante Fé (New Mexico) und einer Pflanzenkundlerin der gleichen Stadt verdanken wir den Hinweis auf die Verwendung von Echinacea gegen Herpes. Im übrigen ist diese Pflanze als allgemein immunaktivierend bekannt und im Winter als Vorbeugung gegen Grippe und andere Viruserkrankungen zu empfehlen.

ECHINACEA (Echinacea angustifolia)
ist eine üppige Pflanze, die 60-90 cm hoch werden kann. Sie hat einen einzigen, mit filzigen Haaren bedeckten Stengel, die Blätter sind dick, rauh und samtig, mit drei kräftigen Blattadern. Die Pflanze trägt nur eine Blüte, sie erscheint von Juli bis Oktober und ist blaßrosa bis hell purpurrot.
Verwendet werden: Wurzeln
Eigenschaften: schweißtreibend, erhöht den Speichelfluß.
Indikationen: Alle Erkrankungen, die auf Blut-Unreinheiten zurückzuführen sind. Für NaturheilkundlerInnen ist die Echinacea von jeher das pflanzliche Gegengift schlechthin, was die Schulmedizin immer verneint oder ignoriert hat. Bei den nordamerikanischen UreinwohnerInnen hat die Pflanze einen ehrenvollen Platz unter den Heilmitteln und wird bei verschiedenen Formen der Sepsis (Blutvergiftungen durch Giftstoffe, die der Körper nicht ausscheiden kann), Typhus, Abszessen, Eileiterentzündung und Fieber aufgrund einer internen oder externen Infektion angewendet.
Die nordamerikanischen Sioux-Frauen verwenden die frisch geriebene Wurzel gegen Tollwut, Schlangenbisse und Sepsis aufgrund einer Hautverletzung.

*Herpes*

Anwendung:
Sud: 30 g Wurzelstücke in 1/2 l Wasser so lange köcheln, bis noch 1/4 l Flüssigkeit übrig ist, filtern und 1 Eßlöffel 3-6 mal pro Tag einnehmen. Die Flüssigkeit kann ebenfalls auf der Haut aufgetragen werden.

Urtinktur: 5-200 Tropfen pro Dosis, je nach AutorIn! Auch in hohen Dosen ist die Pflanze nicht giftig, aber sie ist dafür bekannt, daß sie starken Speichelfluß hervorruft.

In der *Homöopathie* wird eine Urtinktur aus der ganzen frischen Pflanze hergestellt und verdünnt und dynamisiert bei Blinddarmentzündung, Bissen von tollwütigen Tieren, Diphtherie, Gangräne, Scharlach, Blutvergiftungen, Schlangenbissen, Syphilis, Typhus, Impfschäden verwendet.

Bei den *RussInnen* gilt Echinacea sowohl bei innerlicher als auch bei äußerlicher Anwendung als entzündungshemmend. Bei innerlicher Anwendung, da sie den Schmerz vermindert und die Abwehrkräfte des Blutes stärkt, was dann die Infektion bekämpfen und die Ausbreitung der Krankheit verhindern kann.

*Dosierung des Frauengesundheitszentrums:* Sobald die ersten Anzeichen auftreten, 25 Tropfen Urtinktur mit ein wenig Wasser alle 2 Stunden einnehmen, danach nur noch 4 mal am Tag während der ganzen Dauer der Krankheit. Rechtzeitig eingenommen beugt sie der Krankheit vor oder verkürzt sie. Und mit Echinacea gibt es selten mehr als einen Rückfall.

In der Pflanzenheilkunde kennt man noch einige andere Pflanzen:

GROSSE KLETTE (Arctium lappa)
Verwendet wird: Wurzel
Eigenschaften: entschlackend, schweißtreibend, entzündungshemmend (vor allem gegen Staphylokokken und grampositive Keime), regt die Sekretion von Galle und Leber an, harntreibend.
Indikationen: Syphilis (?), Furunkel, Ekzeme, Eitergrind, Herpes, Rheuma, Husten.

*Herpes*

Sud: 15-60g pro Liter für eine Kompresse.
Zum Einnehmen: Urtinktur, 6-25 Tropfen, 3 mal pro Tag.

BUCHSBAUM (Buxus sempervirens)
Verwendet werden: Blätter, Rinde der Wurzel
Eigenschaften: entschlackend, schweißtreibend, abführend,
regt die Sekretion von Leber und Galle an, wirkt desinfizierend
und fördert die Wundheilung, fiebersenkend.
Indikationen: Insuffizienz und Infektion der Galle, Fieber,
Rheuma, Gicht, Syphilis (?), schlecht heilende und infizierte
Wunden.
Aufguß: 1 Teelöffel pro Tasse
Sud: 40 g pro Liter, 3 Gläser pro Tag, als Umschlag oder zum
Gurgeln
Urtinktur: 25 Tropfen vor den zwei Hauptmahlzeiten.

SEIFENKRAUT (Saponaria officinalis)
Verwendet wird: die ganze Pflanze
Eigenschaften: entschlackend, harntreibend, schweißtreibend,
vermehrt die Sekretion von Leber und Galle, Wurmmittel.
Indikationen: Rheuma, Erkrankungen der Harnwege und der
Leber, Müdigkeit, Fieber, Lymphdrüsenentzündung, Syphilis
(?), Krebs (?).
Bei äußerlicher Anwendung: Herpes und verschiedene Haut-
ausschläge.
Sud: 50 g pro Liter, 2 Gläser pro Tag; die Pflanze darf sich nicht
zersetzen, denn in dieser Form kann sie *giftig* sein. Nur als
Umschlag oder zum Gurgeln.
Urtinktur: 25 Tropfen, 2 mal pro Tag.

Die *chinesische Medizin* kennt eine Pflanze, die auch in Mittelamerika ähnlich verwendet wird:

STECHWINDE (Smilax aspera)
Verwendet wird: Wurzel
Eigenschaften: progesteronähnlich, entschlackend, entwässernd,
blutreinigend, stärkt die Immunabwehr

*Feigwarzen*

Indikationen: Vergiftungen, Rheuma, Hautkrankheiten, Herpes
Sud: 1 großes Stück (der zerkleinerten Wurzel) pro Tasse, 2-3 Tassen pro Tag
Urtinktur: 2-4 g pro Tag

Die wirksamsten *ätherischen* Öle sind Niaouli (Melaleuca quinquinervia), Ravensara aromatica und Eukalyptus (Eukalyptus raviata). Sie sind als Scheidenzäpfchen gut verträglich, selbst bei einem Gehalt von mehr als 10%.

Falls diese Methoden nicht helfen, sollte eine Umfeldtherapie ins Auge gefaßt werden (Homöopathie, Akupunktur, Chiropraktik usw.).

## Feigwarzen (Kondylome)

Das Kondylom ist eine Art Warze, die im Französischen wegen ihres Aussehens Hahnenkamm genannt wird und die die unangenehme Angewohnheit hat, auf der Vulva, der Vagina oder dem Gebärmutterhals zu wachsen. Wenn die Feigwarzen sehr klein sind, machen sie sich nicht bemerkbar, können aber einen Krebsabstrich (Pap) verändern. Sobald sie mit bloßem Auge zu erkennen sind, als weiße, glänzende Kämme, verursachen sie ein starkes Brennen. Feigwarzen werden beim Geschlechtsverkehr übertragen. Aber es ist eine Sache des Umfeldes, ob frau sich ansteckt oder nicht.

**Was schlägt die Schulmedizin vor?**

Etwa dasselbe wie bei anderen Warzen am Körper: Brennen, Vereisen, Ausschneiden; also: Elektrokoagulation, Kryotherapie (Kälte-Chirurgie, wenn nötig in Vollnarkose) oder Operation. Wie bei anderen Warzen sind die Erfolgsquoten recht unterschiedlich und Rückfälle häufig.

## Was sind die Alternativen?

*Urtinktur von Thuya:* 1-2 Anwendungen pro Tag
Als Vaginalspülung: *Podophyllin* (Essenz von Entenfuß) in einer
Benzoe-Tinktur (zu 25 %), 2 mal pro Woche anwenden, 15-20
Minuten, danach mit Kamille oder Ringelblume nachspülen,
sonst brennt es!
Thuya kann frau auch innerlich anwenden: Urtinktur 2 mal 10
Tropfen pro Tag oder wie in der Homöopathie: Globuli Thuya
Größe IV, 3 mal 2 Globuli pro Tag.
Und schließlich, als letzte Rettung, Urtinktur von Herbstzeit-
losen (Colchicum autumnale), die die Zellteilung völlig
hemmt, aber nur *lokal* angewendet werden darf. *Vorsicht, die
Herbstzeitlose ist sehr giftig, wenn frau sie einnimmt!* Sie ist die
Ursubstanz der frühen Zytostatika (Medikamente, die die Zell-
teilung verhindern, z.B. bei Krebs).

ENTENFUSS/MAIAPFEL (Podophyllum peltatum)
Verwendet wird: Wurzel
Eigenschaften: entleert die Gallenblase, drastisches Ent-
schlackungsmittel.
Indikationen: chronische Verstopfung (beispielsweise bei
Gelähmten), Gallensteine.
In äußerlicher Anwendung: Kondylome.

Als *ätherisches Öl* wird gegen atypische (flache) Kondylome
Niaouli (Melaleuca quinquinervia) eingesetzt: 3-4 Tropfen auf
ein Vaginalzäpfchen von 3g, täglich 1 Zäpfchen abends, auch
während der Regelblutung. Wenn das innerhalb eines Monats
keine Wirkung zeigt, die Behandlung mit 12 Tropfen pro Vaginalzäpfchen über einen längeren Zeitraum fortsetzen.

Gegen die typischen Feigwarzen:

Ätherisches Öl von Niaouli
Ätherisches Öl von Artemisia arborescens }  aa zu 10 % in Haselnußöl
3 mal täglich auftragen.

*Chlamydien*

Bei Mißerfolg sollte frau auf die Umfeldtherapie *Akupunktur* oder *Homöopathie* umsteigen.

Bevor wir die traditionellen Geschlechtskrankheitserreger (Gonokokken und Syphilis) behandeln, wollen wir einige »neue« Keime betrachten; Keime, bei denen zu fragen ist, ob sie überhaupt behandelt werden sollten und von welchem Stadium an.

## Chlamydien

Die *Chlamydia trachomatis* ist erst seit den 70er Jahren bekannt. Vorher nahmen SchulmedizinerInnen an, es sei ein Virus – wegen seiner Größe und weil es innerhalb von Zellen lebt. Aber es handelt sich um ein Bakterium, und zwar um ein gramnegatives, das rund-oval ist und dreimal so klein wie ein Streptokokkus. Nach US-amerikanischen Quellen scheinen junge Frauen und solche, die die Pille nehmen, anfälliger für Chlamydien zu sein.

*Die Anzeichen:*

10-20 Tage nach der Ansteckung tritt meist eine Entzündung des Gebärmutterhalses oder der Harnröhre auf. Wenn sie nicht behandelt wird, gehen 20% der Infektionen in eine Entzündung des kleinen Beckens über. Die aufgestiegene Infektion ist weniger stark als die durch Gonokokken, das Fieber kann mäßig sein, Schmerzen treten manchmal nur während der Penetration auf, der Belag ist beidseitig. (Zum besseren Verständnis siehe Anhang 3 unter Endometritis, Adnexitis.)
Die Chlamydien könnten auch für die Perihepatitis verantwortlich sein, d.h. für eine Infektion der Leberkapsel mit erhöhter Temperatur, Schmerzen beim Abklopfen und Knirschen beim Abhören (wie bei der Pericarditis). Die Leberwerte werden dadurch nicht unbedingt beeinflußt.
Beim Mann tritt ein Ausfluß am Glied auf, der heller ist als der beim Tripper (Gonokokkeninfektion). Männer und Frauen können eine Darminfektion haben: Schmerzen beim Stuhlgang, Brennen im Darm, Blutungen oder Eiter. Auch eine

_Mykoplasmen_

Bindehautentzündung kann dabei auftreten. Bei schwangeren Frauen besteht für den Säugling das Risiko einer Bindehaut- und Lungenentzündung (10-20% dieser Säuglinge, behaupten die Quellen) – Thema der meisten Untersuchungen. Die erst vor kurzem entdeckten Chlamydien werden wahrscheinlich noch viele Untersuchungen erfordern, bevor ihre tatsächliche Wirkung bekannt sein wird.

**Was bietet die Schulmedizin an?**

Da Chlamydien häufig zusammen mit Gonokokken auftreten, wird ein Tetracyclinderivat bevorzugt (Vibramycin®); am 1. Tag 200 mg, die nächsten 10 Tage 100 mg, oder auch Erythromycin®. Örtlich können auch Amphocycline als Vaginaltabletten angewandt werden (ein Tetracyclin-Amphotericin-Breitbandantibiotikum gegen Candida, Bakterien-Mischinfektion, Trichomonaden, Mykoplasma, Chlamydien).

**Alternative Behandlungsmethoden**

Wenn die Antibiotika nicht mehr wirken, wird das ätherische Öl von Thymian (Thymus vulgaris) mit Tujanol 4 (Alkohol) angewendet. Es ist nicht leberschädlich und regt die Immunabwehr an. Oral: 1,5g auf 10ml Dispersionslösung, 10 Tropfen 3 mal pro Tag, über 3 Monate. Als Vaginalzäpfchen: 0,3g auf ein Zäpfchen von 3g, ein Zäpfchen abends über 3-6 Monate.
Anmerkung: Wir bestehen hier auf dem Chemotyp Tujanol 4, weil Thymus vulgaris mit Thymol (Phenole) bei lokaler Anwendung brennen würde und wegen seiner toxischen Wirkung oral nicht länger als 10 Tage eingenommen werden dürfte.

# Mykoplasmen

Mykoplasmen sind winzig kleine Keime, die vor noch kürzerer Zeit entdeckt wurden als Chlamydien und die sich ebenfalls durch Geschlechtsverkehr übertragen.

*Mykoplasmen*

*Die Anzeichen:*

Keine oder eine Vaginalentzündung (beim Mann Entzündung der Harnröhre oder der Prostata), Brennen beim Wasserlassen, Bartholinitis, (siehe »Bartholinische Zyste und Bartholinitis«) Cervicitis, eine aufgestiegene Infektion (Endometritis, Adnexitis), Fieber nach einer Entbindung oder Abtreibung.

Manche sind der Meinung, daß Mykoplasmen Frauen unfruchtbar machen, aber nachgewiesen ist es nicht. Andere beschreiben sie in Zusammenhang mit dem Reiter-Syndrom, das mit Bauchschmerzen und Durchfällen anfängt. Es folgt eine Harnröhren- oder Bindehautentzündung, die nicht durch Gonokokken hervorgerufen wird, und dann eine schmerzhafte Polyarthritis mit Fieber, die schubweise ausbricht. Trotz der möglichen Verbindung mit dieser Kuriosität – einem Lieblingskind der akademischen Medizin – bedeutet dies nur, daß es über das Mykoplasma zahlreiche Vermutungen gibt, daß es aber genausogut für gar nichts verantwortlich sein kann und lediglich ein Teil der Flora ist, die mit den WirtInnen »friedlich zusammenlebt«!

## Was schlägt die Schulmedizin vor?

Da Mykoplasmen häufig mit Gonokokken zusammen auftreten, wird Tetracyclin (Vibramycin®) bevorzugt, 1-3 Wochen lang (nach den Quellen durchschnittlich 2 Wochen). Der oder die PartnerIn wird gleichfalls behandelt.

*Und hier fängt das Problem an:* Wenn die Mykoplasmen tatsächlich mit Gonokokken in Verbindung stehen, muß behandelt werden. Wenn aber andererseits Antibiotika zu häufig gegen Vaginalentzündungen, oder sogar ohne Anzeichen davon, genommen werden, erzeugen sie sehr schnell resistente Erreger und verringern gleichzeitig die körpereigene Abwehr gegen alle krankmachenden Erreger. Das ist wohl nicht gerade die beste Lösung, und deshalb untersuchen wir andere Möglichkeiten, die in solchen Situationen helfen können.

*Aromatherapie und Pflanzenheilkunde*
können in diesem Bereich sicher viel beitragen. (Hier sei auf den Abschnitt »Unspezifische bakterielle Vaginalentzündungen« verwiesen.) Eine praktische Anmerkung dazu: Eine Mykoplasmen-Kultur braucht, um ein Ergebnis zu zeigen, wie eine Gonokokken-Kultur etwa 24 Stunden. Im akuten Fall wird frau demnach bereits mit einer Behandlung begonnen haben.

## Gardnerella (Hämophilus) oder Corynebacterium

Die Gardnerella (Hämophilus) ist einer jener Keime, die unter »Geschlechtskrankheiten« aufgeführt werden, da er durch Geschlechtsverkehr übertragen wird. Vielleicht ist er auch gar nicht so bösartig. Als aerober oder anaerober Keim (der mit oder ohne Luft lebt) hat er die Form einer Stecknadel; er ist auch daran erkennbar, daß er die Zellen »pünktelt«. Dies läßt sich unter dem Mikroskop beobachten. Wenn Gardnerella-haltiges Sekret auf ein Glasplättchen gegeben und mit einem Tropfen Kaliumhydroxidlösung versetzt wird, entwickelt es einen charakteristischen Geruch nach verdorbenem Fisch.

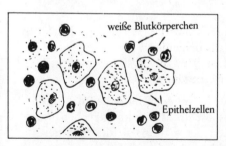

Die Gardnerella (Hämophilus) ruft sehr hellen bzw. gräulichen Ausfluß hervor. Männer werden sehr selten befallen, und bei Frauen verursacht er kaum mehr als eine Vaginalentzündung, es sei denn nach einem geburtshilflichen Eingriff (Kaiserschnitt und Kindbettfieber). (Das soll nicht heißen, daß Vaginalentzündungen nicht auch sehr unangenehm sind!) Manche AutorInnen wollten die Gardnerella dennoch von den anderen unspezifischen bakteriellen Vaginalentzündungen

*Streptokokken*

unterscheiden, weil Frauen, deren Partner nicht behandelt werden, eine hohe Rückfallquote haben.

**Was schlägt die Schulmedizin vor?**

Zunächst Metronidazon (Flagyl®; s.Trichomonaden), danach: Vibramycin® 250 mg, 4 Tage lang, Ampicillin und Sulfonamide, in örtlicher Anwendung, 15 Tage lang.

**Nun zu uns:**

Wir behalten die Sulfonamide, örtlich angewandt, für die Frauen vor, die eine allopathische Behandlung vorziehen. Sonst die gleichen Methoden wie unter »Unspezifische bakterielle Vaginalentzündungen«.

Eine Alternative wäre ein Versuch mit Ribolac®-Pulver (lebende Milchsäurebakterien). Es wird mit Hilfe eines milchsäurehaltigen Gels (z.B. Stärke-Glycerol-Gel mit 0,5g Milchsäure) in die Vagina eingebracht. Das Gel bindet das Pulver, so daß es mit einem Applikator vor dem Schlafengehen tief in die Vagina eingeführt werden kann. Wenn das nicht hilft, ist an eine (klassische) Behandlung des Partners zu denken, danach an die Mittel gegen chronische Infektionen (s. unter »Chronische Vaginalentzündungen«).


# Streptokokken
(Beta-hämolysierende Streptokokken der Gruppe B)

Hier streiten sich die StatistikerInnen: Gibt es bei männlichen Patienten, die sich wegen »Geschlechtskrankheiten« behandeln lassen, mehr Streptokokken der Gruppe B (die eventuell in Verbindung mit Gonokokken stehen) als in den Kontrollgruppen (eine gleiche Anzahl von Menschen, die für gesund gehalten werden)? Der Streptokokkus ist in jedem Fall weniger krankheitserregend als die vorher besprochenen Keime und ist durch die Hintertür in die Gruppe der sexuell übertragbaren

_Gonorrhoe_

Krankheiten gelangt. Es gibt tatsächlich mehr Beschreibungen von Einzelfällen als allgemeingültige Beweise.

**Die Schulmedizin schlägt dennoch vor:**

10 Tage Ampicillin oder Amoxicillin (Clamoxyl®).

Die systematische Anwendung von Antibiotika, selbst bei gutartigen Infektionen, zieht unweigerlich eine Mutation der Keime nach sich, die dann gegenüber Antibiotika resistent werden, so daß deren Wirkung schnell erschöpft ist. Also müssen andere Mittel gefunden werden, die uns gegen die Bakterien und andere Mikroben resistent machen, mit denen wir diesen Planeten teilen und die uns im übrigen beim Abbau von Abfällen sehr nützlich sind. (Siehe die Behandlungsmethoden unter »Unspezifische bakterielle Vaginalentzündungen« und »Chronische Vaginalentzündungen«.)

Zum Schluß wollen wir uns kurz mit zwei unbezweifelbaren Erregern von Geschlechtskrankheiten befassen:

## Gonorrhoe oder Tripper

Der Tripper wird von einem kaffeebohnenförmigen Bakterium hervorgerufen, dem Neisseria gonorroeae oder Gonokokkus. Beim Mann ruft er früher Anzeichen hervor (Brennen in der Harnröhre und Ausfluß am Glied, daher auch der Name Tripper). Bei der Frau dagegen verlaufen die frühen Stadien ohne Symptome. Bei den wenigen, die doch welche haben, tritt 2-3 Wochen nach dem Kontakt ein gelbgrünlicher Ausfluß, Juckreiz oder Brennen in der Harnröhre auf, was leicht für eine normale Vaginalentzündung gehalten wird.

Wenn die Infektion sich auf die Gebärmutter und die Eileiter ausweitet, kann die Frau Schmerzen im Unterbauch oder im Rücken empfinden. Manchmal kommen eine erhöhte Temperatur und Erbrechen hinzu, die Menstruation wird unregelmäßig. Wird er nicht behandelt, kann der Tripper Arthritis,

*Gonorrhoe*

Meningitis, Herzklappenentzündung, Blindheit, Sterilität und selbst den Tod hervorrufen. Bei einer Entbindung kann das Kind mit Gonokokken angesteckt werden, die auf die Augen gehen; daher ist es in Krankenhäusern allgemeine Praxis, zur Vorbeugung allen Säuglingen Silbernitrat-Tropfen in die Augen zu träufeln.

*Untersuchung:* Die Kulturen müssen mit Sekret angelegt werden, das aus Gebärmutterhals, Harnröhre und Hals gewonnen wird, den bevorzugten Aufenthaltsorten der Gonokokken (wie auch der Chlamydien und der Mykoplasmen), und auf einem entsprechenden Milieu, das Schokolade genannt wird (wegen seiner Farbe). Wenn es sich um eine Kontrolluntersuchung nach einer Behandlung handelt oder keine Symptome vorhanden sind, ist es besser, die Untersuchung am Ende der Menstruation vorzunehmen. Man kann den Keim mit Methylenblau oder mit grauem Farbstoff färben. Der Gonokokkus kann sich in einem weißen Blutkörperchen befinden, und in seiner Umgebung ist die bakterielle Flora im allgemeinen gering.

## Was schlägt die Schulmedizin vor?

Penicillin und seine Derivate, Tetracycline. Im Frühstadium oder bei Frauen, deren Partner eine positive Gonokokken-Kultur haben, kann auch das Spectinomycin angewendet werden, eine intramuskuläre Spritze, 2 g beim Mann, 4 g bei der Frau, oder auch Amoxicillin (Clamoxyl®).

Aus seinem üblichen Milieu herausgerissen, ist der Gonokokkus sehr empfindlich, deshalb ist es ratsam, nach der Behandlung zwei Kontrollkulturen anzulegen.

Wenn Gonorrhoe und Syphilis mit Antibiotika unterdrückt werden, kann das große Probleme mit der wirklichen Beseitigung hervorrufen, was sich in Warzen oder anderen Erscheinungen zeigt. Wir »entschlacken« homöopathisch (das heißt, wir geben wieder Antibiotika in homöopathischen Dosen, um die Blockierungen aufzuheben, die durch die Unterdrückung der Symptome aufgebaut werden).

112

_Syphilis_

## Welche Alternativen gibt es?

Wie die Leserinnen vielleicht schon in den vorangegangenen
Kapiteln bemerkt haben, sind wir keine großen Abenteuererin-
nen, wenn es darum geht, alternative Behandlungen bei
Gonorrhoe anzuwenden, auch wir raten zu Antibiotika!
Es gibt zwei Fälle, in denen wir eine andere Methode anwenden
würden: Einmal bei einem Rückfall der Gonokokkeninfektion
und bei Gonokokken, die gegen konventionelle Behandlungsmethoden schon resistent sind, zum anderen bei Vaginalentzündungen von Frauen, deren Allgemeinzustand gut ist und die
generell gegen Antibiotika sind (allerdings sind die nicht sehr
häufig, wenn es um Tripper geht!).

Wir wollen trotzdem einige Pflanzen nennen, die gegen
Gonorrhoe wirksam sind, und zwar nach Erkenntnissen, die
lange vor den Antibiotika bestanden. Wir haben sie allerdings
noch niemals selbst probiert.
Als Urtinktur: _Bärentraube_ (Arbutus uva ursi), _Hirtentäschel_
(Capsella bursa pastoris) und _Kawa-kawa_ (Piper methysticum).
Als ätherische Öle: _Sandelholz_ (Santalum spicatum), _Knoblauch_
(Allium sativum) und _Wacholder_ (Juniperus communis).

# Syphilis

Die Syphilis ist eine systematische Infektionskrankheit, deren
Erreger Treponema pallidum heißt. Über den Blutkreislauf
wird auf Anhieb der ganze Körper betroffen. Die Infektion
kann erblich oder erworben sein, im letzteren Fall wird sie
beim Geschlechtsverkehr übertragen, durch die Schleimhaut
oder durch eine Hautverletzung. Klinisch verläuft die Krankheit in drei Stadien, falls sie schlecht oder überhaupt nicht
behandelt wird (es gibt sehr wenige spontane Heilungen von
Syphilis).

*Syphilis*

### Die primäre Syphilis

Die Inkubationszeit kann 1 bis 12 Wochen betragen, im allgemeinen aber 2-3 Wochen nach dem ansteckenden Kontakt. Es tritt ein Schanker auf, das heißt ein Fleck, der rot und danach zum Geschwür wird. Manchmal gibt es auch mehrere solcher Schanker, im allgemeinen im Genitalbereich, aber sie können auch um den Mund herum oder auf den Fingern auftreten. Der Schanker blutet und schmerzt nicht, aber die austretende Flüssigkeit ist hochgradig ansteckend, da sie voller Erreger steckt. In diesem Stadium kann man etwas von dem Sekret nehmen und versuchen, die Erreger unter dem Mikroskop auf schwarzem Grund zu erkennen. Zu diesem Zeitpunkt sind auch die umgebenden Lymphdrüsen vergrößert und weich, ohne zu schmerzen. Diese Phase dauert einige Wochen und ist mit der lokalen Heilung des Schankers abgeschlossen.

### Die sekundäre Syphilis (zweite Phase)

beginnt ungefähr 6-8 Wochen nach Ausbruch der Infektion und zeigt sich in ganz verschiedenen Symptomen, vor allem auf der Haut (Geschlechtskrankheiten können alle möglichen Hautprobleme mit sich bringen, daher werden sie im allgemeinen auch von der Dermatologie diagnostiziert und behandelt.). Die verschiedenen Hautentstellungen durch die Syphilis können eine »Roseole« (kleine, rosafarbene Flecken) auf dem Brustkorb und dem Rücken sein oder ein ziegelroter Ausschlag auf dem Rumpf, an den Gliedern, auf der Handinnenfläche, auf der Außenfläche, in den Hautfalten. Auf der Zunge und auf der Innenseite der Wangen können weißliche Flecken auftreten und auf den Schleimhäuten der Genitalien Wucherungen, die auch Kondylome genannt werden (die aber von den üblichen Feigwarzen unterschieden werden müssen). Auffallend ist, daß alle Lymphknoten vergrößert sind, ebenso die Leber und die Galle; die/der Kranke kann müde sein, Kopfschmerzen haben; es kommt zu Übelkeit, Gelenkschmerzen, Fieber, Nackensteife, Haarausfall. In diesem Stadium sind natürlich alle Wunden ansteckend, aber die Diagnostik wird mit Hilfe einer Untersuchung des Blutserums vorgenommen, die speziell für die Syphilis entwickelt wurde und die die Immunreaktion des Körpers gegenüber dem Infektionsherd mißt.

Im allgemeinen verheilen diese Erscheinungen spontan, Rückfälle sind möglich. Danach kommt eine Latenzzeit, die 2, aber auch 20 Jahre dauern kann und in der die/der Kranke völlig normal erscheint. Man teilt diese Latenzzeit ein in frühe Latenz (weniger als 4 Jahre nach der Infektion), in welcher die/der Kranke potentiell ansteckend ist und Rückfälle in die sekundäre Syphilis haben kann, und späte Latenz (mehr als 4 Jahre nach der Infektion), die nicht mehr ansteckend ist (außer für das Kind im Mutterleib).

## Die tertiäre Syphilis

zeigt sich bei 50 bis 70 % der nichtbehandelten Fälle in tiefergehenden und zerstörerischen Verletzungen der Haut, der Knochen, der Eingeweide, des Nervensystems, in der Psyche und dem Herz-Kreislauf-System, die wir hier allerdings nicht im einzelnen beschreiben wollen. Dieses Stadium ist das einer chronischen Krankheit, die im allgemeinen zum Tod führt.

## Die Säuglingssyphilis

Die Syphilis wird nach dem 4. Schwangerschaftsmonat durch die Plazenta von der Mutter auf das Kind übertragen. Frau kann dem vorbeugen, indem man sie sich rechtzeitig behandeln läßt. Das Risiko ist am größten, wenn die Mutter erst kurz vor der Schwangerschaft angesteckt wurde. Das Kind kann von Geburt an stark geschädigt sein (Mißbildungen der Haut, der Knochen, der Zähne, Meningitis, Lähmungen, geistige Behinderungen usw.) oder erst später die tertiären Anzeichen der Krankheit entwickeln.

Die Behandlung ist für alle Stadien gleich; und zwar werden intramuskuläre Spritzen von Penicillin gegeben. Für die späteren Stadien wird die Behandlung über mehrere Wochen fortgesetzt, während für die primäre Syphilis eine einzige Dosis genügen kann. Außerdem ist es nützlich zu wissen, daß eine

*Chronische Vaginalentzündungen*

syphilitische Infektion, die durch Antibiotika blockiert wird, ein günstiges Feld für andere Gesundheitsprobleme darstellt. Es ist eines der drei großen Umfelder der Homöopathie, bekannt unter dem Namen Hues. Nach einer Behandlung mit Antibiotika sollte also eine homöopathische Behandlung vorgenommen werden, die den Körper von der Syphilisinfektion reinigt. Auch in diesem Fall haben wir mit *Pflanzen* noch keinerlei Erfahrung, aber einige Naturheilkundige sprechen von Fenchelholz, Zitrone, Buchsbaum, der großen Klette, vom Seifenkraut und vom wilden Stiefmütterchen.

## Chronische Vaginalentzündungen

Sie eröffnen ein weiteres, ergiebiges Kapitel der *Pflanzenaromatherapie,* ob die Erreger nun Candida, Trichomonaden oder Bakterien sind. Zunächst kommen wir auf Hygiene und Vorbeugung zurück, von denen wir am Anfang dieses Kapitels gesprochen haben, und geben den Frauen, die unter chronischen Vaginalentzündungen leiden, noch zusätzlich einen Rat: Sie sollten auf das Tragen von Tampons verzichten, weil sie ein hervorragender »Nährboden« für Keime sind. Am besten solltet ihr euch damit befassen, wie die Ernährung die Abwehrkräfte gegen Infektionen stärken kann. Besondere Vorsicht ist geboten gegenüber Alkohol, Drogen oder Medikamenten, die die Abwehrkräfte schwächen.

Die *Schulmedizin* hat nichts Besonderes zu bieten, nur eine Wiederholung der Behandlungsmethoden: im Fall von Candida Fungizide einnehmen, statt sie örtlich anzuwenden oder, zur Vorbeugung, lokale Desinfektionsmittel nach jeder Menstruation. Die Leserin wird sicher inzwischen bemerkt haben, daß das die chronische Situation eher noch verschlimmern kann.

*Chronische Vaginalentzündungen*

## Das von uns empfohlene therapeutische Schema:

*I. Die Wahl eines Spurenelementes*

*Kupfer* kann praktisch gegen alle Infektionen angewendet werden; aber es erscheint uns hilfreicher, zunächst zu untersuchen, wie krankheitsbereit die Frau ist. Dies besonders im Hinblick auf ihre tägliche Energiekurve (wann die Energie ansteigt, wann sie abfällt, wann der tote Punkt eintritt, Energieanstieg am Abend, Schlaflosigkeit ...) in Bezug auf ihr Verhalten. Erst dann läßt sich ein entsprechendes Spurenelement anwenden. Sonst kann frau sich auf Kupfer verlegen oder auf alle Spurenelemente verzichten (siehe Anhang 5 oder noch besser in der angegebenen Literatur, Anhang 6).

*II. Die Entschlackung von Leber und Niere*

Zur Unterstützung der Ausscheidung von Giftstoffen aus dem Körper und zur Entschlackung empfehlen wir die folgende Zubereitung:

| | |
|---|---|
| Tinktur aus Cynara | |
| Urtinktur Boldo | aa 5 g |
| Urtinktur Fumaria | |
| Urtinktur Condurango | |
| Urtinktur Curcuma | aa 3 g |
| Urtinktur Rosmarin | |

Urtinktur Olive (Olea europea) zu 10 % verdünnt, qsp 120 ml
50-80 Tropfen morgens auf leeren Magen oder 40 Tropfen vor den beiden Hauptmahlzeiten

*III. Ein allgemeines Mittel:*

| | |
|---|---|
| Urtinktur Rosa canina (Heckenrose) | |
| Urtinktur Ribes nigrum (Schwarze Johannisbeere) | aa qsp |
| Urtinktur Rubus idaeus (Himbeere) | 100 ml |
| Urtinktur Schachtelhalm | |
| Urtinktur Wildes Stiefmütterchen | |

3 mal 50-80 Tropfen pro Tag

*Chronische Vaginalentzündungen*

*IV. Je nach Aromatogramm:*

Vaginalzäpfchen zur örtlichen Anwendung:

ätherisches Öl I
ätherisches Öl II          } 3 Tropfen
ätherisches Öl III

Urtinktur Calendula        } aa 0,15 g
Urtinktur Hydrastis

Grüne Tonerde              0,5  g
Bindemittel               qsp 1 Vaginalzäpfchen von 5 g

21 Vaginalzäpfchen, jeweils 1 Zäpfchen abends

Da die Vaginalzäpfchen leicht auslaufen, ist es sinnvoll, auf einer Unterlage im Bett zu schlafen.


Ein weiteres Beispiel:

Ätherische Öle von

Niaouli
Myrte (Myrtus communis)        } aa qsq 0,3 g
Muskatsalbei (Salvia sclarena)
Bindemittel               qsp 1 Vaginalzäpfchen von 3 g

20 Vaginalzäpfchen, jeweils 1 Zäpfchen abends

In akuten Fällen 1 Serie von Zäpfchen anwenden. Während der Regel aussetzen. In chronischen Fällen 3 Serien von Zäpfchen.


Zum Einnehmen:

ätherisches Öl I
ätherisches Öl II          } aa  2 g
ätherisches Öl III

Alkohol zu 94 %            50 g
Glyzerin zu 98 %           20 g

10-25 Tropfen, 3 mal täglich, nach den Mahlzeiten.

Die an Phenolen reichen ätherischen Öle (Origanum compactum, Thymian (Thymus vulgaris mit Thymol), Gewürznelke

*Chronische Vaginalentzündungen*

und Bergbohnenkraut) werden als erste Angriffsbehandlung vorgeschlagen, die ätherischen Öle mit den im Aromatogramm nächsthohen Werten werden als Behandlung auf längere Zeit (3-4 Monatszyklen) angesetzt.

Wenn ihr die ätherischen Öle bei innerer Anwendung schlecht vertragt, könnt ihr sie mit einem Sojahydrolysat vermischen oder sie in einem kleinen Einlauf aufnehmen (siehe Anhang 4). Diese Dosen können so über den Tag verteilt werden, wie es euch am besten entspricht (z.B. wer mittags nicht nach Hause kommt usw.). Die beiden ersten Zubereitungen kann frau auf sich persönlich abstimmen, indem sie bestimmte Pflanzen je nach ihrem »Wirkungscharakter« durch andere ersetzt oder mit Hilfe eines *Pendels* »auspendelt«. Es sei hier unterstrichen, daß wir nicht Magie-Anhängerinnen sind, sondern alle angesammelten Kenntnisse über die Anwendung von Pflanzen nutzbar machen wollen. Wenn wir den Verstand ausschalten und die Bewegung des Pendels kommen lassen, kann die Intuition nützlich sein. Jede kann daran arbeiten!

Schauen wir uns die Pflanzen an, die in den vorangegangenen Kapiteln noch nicht behandelt wurden:

Artischocke (Cynara scolymus)
Verwendet werden: Blätter (nicht die eßbaren)
Eigenschaften: Mittel zur Verdauung, energiespendend und aufbauend, Anregungsmittel, Stärkungsmittel für die Leber, für das Herz, blutreinigend, hemmt Giftstoffe, harntreibend, Milchhemmer!
Indikationen: Ermüdung, Überanstrengung, Wachstum, Reizung und Insuffizienz der Leber, Vergiftungen, Darminfektion.
Achtung! Das Kochwasser von Artischocken nicht wegschütten, es ist ein ausgezeichnetes Entschlackungsmittel für Leber und Niere (wenn die Artischocken nicht zu sehr mit Chemikalien behandelt sind); das gilt nicht bei Arthritis, Gicht und bei Infektionen der Harnwege.
Sud: 1 Handvoll (30 g) pro Liter, 3 mal am Tag.

*Chronische Vaginalentzündungen*

BOLDO (Pneumus boldus)
Verwendet werden: Blätter
Eigenschaften: begünstigt die Sekretion der Gallenblase, harntreibend, allgemeines Anregungsmittel, hypnotisierend.
Indikationen: Reizung und Insuffizienz der Leber, Gallensteine, Harnwegsinfektion, Schlaflosigkeit bei Leberkranken.
Urtinktur: 20-100 Tropfen pro Tag, vor jeder Mahlzeit.

ERDRAUCH (Fumaria officinalis)
Verwendet wird: die ganze Pflanze
Eigenschaften: Stärkungsmittel, blutreinigend, entschlackt die Leber, erweitert die Gefäßwände der Arterien, Mittel gegen Blutandrang und Würmer, begünstigt die Bildung von roten Blutkörperchen. Es wirkt zunächst stärkend und bei längerer Anwendung auch blutreinigend.
Indikationen: Reizung der Leber, Arteriosklerose, Neigung zu Blutandrang, arterieller Bluthochdruck, Blutarmut, Darmparasiten, Hautkrankheiten, Gonorrhoe.
Tonikum: Aufguß 50 g pro Liter, 2-3 Tassen pro Tag, 10 Tage im Monat (länger angewendet, hat es den gegenteiligen Effekt).
Entschlackungsmittel: Urtinktur 20 Tropfen vor den beiden Hauptmahlzeiten.

CONDURANGO (Gonolobus condurango)
Verwendet werden: Rinde des Stengels, Wurzel
Eigenschaften: appetitanregend, verdauungsfördernd, Schmerzmittel für den Magen.
Indikationen: Appetitlosigkeit, Erkrankungen des Magens, Magenschmerzen von Leber- und Gallekranken, in der Antike Mittel gegen Syphilis.
Urtinktur: 10-20 Tropfen vor jeder Mahlzeit.

CURRY (Curcuma xantorisa)
Verwendet werden: Rhizome
Eigenschaften: förderlich für die Gallenblase, krampflösend, tötet Bakterien ab (vor allem Colibakterien, Staphylokokken, Streptokokken).

*Chronische Vaginalentzündungen*

Indikationen: Insuffizienz und Reizung der Leber, Gallensteine und Trägheit der Galle, überhöhter Cholesterinspiegel im Blut, Gärungen im Darm, Luftschlucken, Harnwegsinfektionen, Zellulitis, schwierige und schmerzhafte Menstruation, schwache Milchproduktion.
Aufguß: 20 g pro Liter 3 mal pro Tag oder als Pulver im Essen.

HECKENROSE (Rosa canina)
Frucht: Hagebutte
Verwendet werden: hier Frucht, aber auch Blüten, Blätter
Eigenschaften: Stärkungsmittel, Adstringens, blutstillend, harntreibend, Mittel gegen Blutarmut, reguliert die Hormone.
Indikationen: Durchfall, weißer Ausfluß, Blutungen, Harnsteine, Vitaminmangel, Ermüdung, Frühjahrskur, unregelmäßige Zyklen, andere Störungen der Hypophyse und Eierstöcke.
Äußerliche Anwendung: Blätter und Blüten bei Wunden, Geschwüren.
Innerliche Anwendung: Urtinktur, oder noch besser Glyzerinkonzentrat der Knospen in erster Dezimalverdünnung 30-50 Tropfen morgens auf leeren Magen.
Aufguß: 1 Teelöffel (5g) pro Tasse, 3 mal pro Tag.

WILDES STIEFMÜTTERCHEN (Viola tricolor)
Verwendet werden: Blüten
Eigenschaften: entschlackend, vermindert Blutandrang, harntreibend, Mittel gegen Juckreiz, Stärkungsmittel, Mittel gegen Syphilis (?).
Indikationen: verschiedene Dermatosen (Ekzeme, Akne, Schuppenflechte, Flechte, Furunkel u.a.), Venenentzündung, Hämorrhoiden, Herpes, Nesselsucht, Arteriosklerose, nervöse Spasmen.
Aufguß: 50 g pro Liter, 2-3 Tassen pro Tag
Urtinktur: 10-25 Tropfen vor jeder Mahlzeit

*Chronische Vaginalentzündungen*

Zum Schluß, auch wenn es keine Pflanze ist:

TONERDE

Durch ihren Reichtum an Mineralien und Spurenelementen ist die Tonerde sowohl ein Mittel zur Remineralisierung, zur Wiederherstellung eines Gleichgewichtes im Körper und zur Bekämpfung von Giftstoffen. Ihre heilende Kraft ist schon seit frühesten Zeiten bekannt. Die Tonerde wirkt auch antiseptisch, fördert die Wundheilung und ist fähig, so ziemlich alles aufzusaugen, was sich denken läßt (Tinktur, üblen Geruch, Giftstoffe). Schließlich ist sie sehr reich an Silizium und deshalb besonders angezeigt in Fällen von Mineralmangel und Abnutzung (Knochenbrüche, Tuberkulose, Alterserscheinungen, Mattigkeit, Umfeld von Krebserkrankungen, Blutarmut).

Anwendung: Die Tonerde wenden wir hier in Zäpfchen an, sie kann aber auch in Umschlägen aufgelegt (bei Endometritis, gutartigen Geschwülsten ...) und eingenommen werden. Die Tonerde für innerliche Anwendung muß feiner sein und sorgfältiger ausgewählt werden. Abends wird 1 Teelöffel Tonerde in einem Glas mit Wasser bedeckt, und am nächsten Morgen wird die oben schwimmende Flüssigkeit getrunken (nur die ersten 4-5 Tage), oder aber es wird umgerührt, und das tonhaltige Wasser wird getrunken. Falls durch die Tonerde eine Verstopfung eintritt, wird die Behandlung für zwei Wochen unterbrochen (s.a.S.143).

# Cervicitis und Ektopie

Die Cervicitis ist eine Infektion des Gebärmutterhalses, die sehr häufig vorkommt. Einer der Faktoren, die sie begünstigen, ist eine *Ektopie* oder Wucherung der Drüsen des Zervixkanals, die in der Umgebung des Muttermundes wachsen. Dieses überquellende Gewebe, das eigentlich an ein steriles Milieu (in dem keine Keime enthalten sind) gewöhnt ist, entzündet sich ständig, da die Vagina definitionsgemäß von Bakterien bewohnt ist. Der gerötete Teil liegt in einem Ring um den Muttermund:

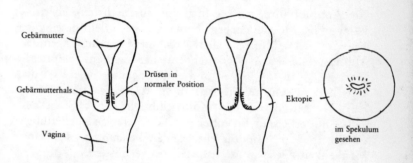

Die Ektopie ist einer der Gründe, warum der Gebärmutterhals gegenüber Infektionen weniger abwehrbereit ist. Auch Gonokokken können sehr oft eine Cervicitis hervorrufen (ebenso wie Chlamydien, Herpes, Feigwarzen). Aber auch Abtreibung, Geburt, Spirale, ein vergessener »Hygiene«-Tampon oder allgemein eine geringere Abwehrbereitschaft gegenüber Infektionen, etwa durch Vitaminmangel, sind mögliche Gründe. (Wie kann frau in einem der reichsten Länder der Welt leben und unter Vitaminmangel leiden? Siehe dazu Kapitel V.)

*Die Anzeichen:*

- im Spekulum sieht frau einen roten Gebärmutterhals, der leicht blutet
- sehr viel dicker gelbweißer Ausfluß, manchmal mit Blutschlieren

*Cervicitis und Ektopie*

– manchmal treten Schmerzen im Rücken, dem Unterbauch oder Krämpfe auf, es muß häufig Wasser gelassen werden, und frau spürt ein Brennen dabei, die Menstruation ist schmerzhaft.

Wenn sie nicht behandelt wird, kann Cervicitis eine aufsteigende Infektion (Endometritis, Eierstockentzündung) mit folgender Sterilität, eine Fehlgeburt, Schwierigkeiten bei der Entbindung (Eröffnungsphase) hervorrufen.

### Was schlägt die Schulmedizin vor?

Ein Antibiotikum, um die Infektion auszuschalten; aber das kann einige Monate dauern. Es wird je nach dem beteiligten Erreger ausgewählt (siehe auch Abschnitt »Entzündungen der Vulva und der Vagina«). Bei chronischer Cervicitis empfiehlt sie saure Vaginalspülungen und eine Operation wie etwa die Gewebszerstörung (Kauterisation: Elektrokoagulation, Kältechirurgie, Mikrolaser) bzw. Konisation (ein kleines Stück des Gebärmutterhalses wird entfernt). Die Operation ist allerdings umstritten: Einige sind dagegen, andere behaupten, es sei eine Möglichkeit, Gebärmutterhalskrebs zu vermeiden.

### Welche Alternativen gibt es?

Zuerst eine *Desinfektion,* je nach den beteiligten Erregern (s.a. Abschnitt »Entzündungen der Vulva und Vagina«). Es ist wichtig, daß das Präparat wirklich bis zum Gebärmutterhals gelangt, deshalb können Zäpfchen wirksamer sein als Vaginalspülungen, die möglicherweise nur bis zu einer Falte in der Vagina gehen. Danach sollte die Verheilung mit Hilfe von Lavendel- oder Rosmarinhonig, der täglich aufgetragen wird, unterstützt werden. Der Honig muß von guter Qualität sein, kristallisiert, also hart. Ihr könnt ebenfalls mit Vitamin E den Gebärmutterhals bepinseln. Nötig ist außerdem viel Geduld, denn die Behandlung einer solchen Infektion ist sehr langwierig. Vielleicht ist es am besten, sie in Serien von einigen Wochen bis einigen Monaten vorzunehmen und nur während

*Cervicitis und Ektopie*

der Menstruation zu unterbrechen. Es kann auch folgende Mischung angewandt werden:

| | |
|---|---|
| Süßmandelholz | 60 g |
| Weizenkeimöl | 20 g |
| ätherisches Öl von Thuya | 4 g |
| ätherisches Öl von Zypresse | 4 g |

Damit wird ein steriler Tampon getränkt (bitte kein Tampax!, sondern ein Tampon, den frau selbst herstellt aus Watte, die mit einem Mullstreifen umwickelt ist, von dem ein Stück aus der Vagina heraushängen gelassen wird). Dieser Tampon wird dann bis zum Gebärmuttermund eingeführt und bleibt dort z.B. eine Nacht lang.

Hier bietet sich die Gelegenheit, über eine weitere Pflanze zu sprechen:

WEIZEN (Triticum vulgaris)
Das ganze Korn (d.h. nicht ausgemahlen) enthält alle Elemente, die für ein gutes Funktionieren unseres Organismus notwendig sind: Kalzium, Magnesium, Natrium, Kalium, Chlor, Schwefel, Fluor, Silizium, Zink, Mangan, Kobalt, Kupfer, Jod, Arsen, phosphorisiertes Fett, Stärke (produziert Wärme) und die Vitamine A, B, E (Keim), K, D, PP sowie Fermente, die zur Verdauung notwendig sind. Außerdem erhöht das gekeimte Korn die Menge dieser Elemente um das Zwei- bis Dreifache.
Als integrales (!), d.h. nicht raffiniertes Mehl und als Weizenkeime (Reformhaus) ein ausgezeichnetes *Nährmittel* bei Mineralmangel, Blutarmut während des Wachstums und bei Rachitis, Tuberkulose, Schwangerschaft und Stillzeit.
Äußerliche Anwendung: Weizenkeimöl zur Wundheilung auftragen.

Weleda hat ebenfalls ein gutes Mittel in Form eines Zäpfchens von 1g oder eine 10er Packung mit Zäpfchen von 3g: Majoran, Melisse.

*Cervicitis und Ektopie*

Für all diese chronischen Probleme im kleinen Becken ist ein *kaltes Sitzbad* am Morgen einige Minuten lang sehr heilsam, weil es den Blutkreislauf in dieser Region sehr stark anregt.

Falls all diese Behandlungsmethoden versagen, sollte eine allgemeine Umfeld-Therapie ins Auge gefaßt werden; ihr solltet euch nicht weiter auf den Gebärmutterhals konzentrieren (siehe auch Präkanzerose des Gebärmutterhalses).

_____ *Cervicitis und Ektopie*

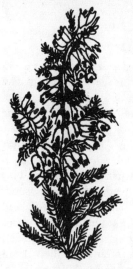

Graue Heide

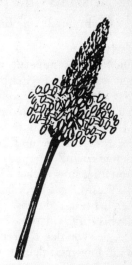

Wegerich

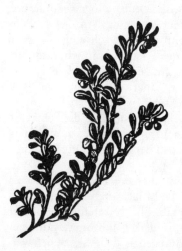

Bärentraube

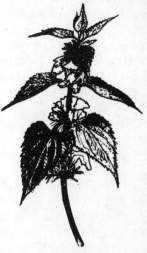

Weiße Taubnessel

## 3. Ausfluß und Juckreiz

(nicht durch eine Infektion hervorgerufen)

Die Vagina ist normalerweise feucht, und zwar mehr oder weniger je nach dem Zeitpunkt des Zyklus und den sonstigen Umständen. Alle abgeschuppten Zellen des gesamten Gebärapparates werden durch die Vagina ausgeschieden. Ebenso wie die Menstruation ...

Auch die Menge und Beschaffenheit des Ausflusses verändert sich je nach Zeitpunkt des Zyklus. Gleich nach der Menstruation folgt eine trockene Periode (verhältnismäßig); danach wird der Ausfluß stärker, flüssig (macht den Eindruck einer besseren Befeuchtung), durchsichtig und zieht Fäden wie Eiweiß, und das bis zur Ovulation. Zu diesem Zeitpunkt tritt Zervixschleim auf, der von den Drüsen des Gebärmutterhalses ausgeschieden wird. Dieser Schleim soll die Spermien in einem Milieu erhalten, das für ihr Überleben günstig ist und ihren Aufstieg in die Gebärmutter fördert. Der Schleim ist also vor und während der Ovulation vorhanden. Durch Beobachtung seiner Veränderung läßt sich die Ovulation feststellen, sei es mit dem Ziel der Verhütung oder, im Gegenteil, wenn die Frau schwanger werden will. Nach der Ovulation wird der Ausfluß weißlich, undurchsichtig und zieht keine Fäden mehr. Meist wird er wieder stärker, wenn die Menstruation sich nähert. Die Menge des Ausflusses hängt jedoch auch von der Ernährung ab. Milchprodukte verstärken ihn zum Beispiel (wie sie auch die Sekretion der Bronchien erhöhen) und machen ihn dicker, was auf unangenehme Weise deutlich macht, daß der Ausfluß eine Ausscheidungsfunktion hat.

Auch Vaginalspülungen, diese zwanghafte Hygiene, erhöhen den Ausfluß (da sie regelmäßig die Milchsäurebakterien entfernen) und setzen die Abwehr herab. Ebenso schaffen Schlüpfer aus Nylon ein Treibhausklima, in dem Mikroorganismen gut wachsen können. Wenn der Säuregehalt der Vagina sich verändert (pH-Wert 4,5), d.h., wenn der Ausfluß alkalisch wird

_Ausfluß und Juckreiz_

(pH-Wert steigt), verändert sich auch seine Beschaffenheit. Auch die Flora verändert sich dann, und der Ausfluß kann die Haut der Vulva reizen und Juckreiz hervorrufen. Deshalb treten nach der Menstruation häufig wieder Candida und Trichomonaden auf. Eine Vaginalinfektion ist nicht fern (s. Abb. S.81)! Außer den genannten gibt es keine Regeln für die Menge des Vaginalausflusses.

In der Menopause wird der Ausfluß geringer, die Schleimhaut ist weniger gut mit Östrogen versorgt, sie kann sogar schrumpfen. Aber das kann auch eine Frage der Gewohnheit sein, denn auch sexuelle Erregung stimuliert die Vaginalsekretion, so daß die Verringerung des Östrogens keine merkliche Wirkung hat. Auch nach der Entbindung fallen die Östrogene plötzlich ab, und die Anzeichen können vorübergehend ähnlich sein. Dieser Übergang ist von Frau zu Frau verschieden lang (Wochen, Monate), und manche Partner reagieren unangenehm darauf.

Für die _Schulmedizin_ existieren diese Beschwerden nicht oder sind, abgesehen von Infektionen, nicht interessant. Als ob _starker_ Ausfluß nicht Besorgnis hervorrufen könnte! Die Ärzte empfehlen deshalb immer Desinfektionsmittel oder zumindest ein Mittel zur Befeuchtung, denn sie meinen, das Problem seien Schwierigkeiten bei der Penetration. In der Menopause und nach der Entbindung empfehlen sie ein Befeuchtungsmittel, das künstliche Östrogene enthält.


**Wir wollen lieber sehen, wie wir mit Pflanzen helfen können:**

Es handelt sich hauptsächlich um Entschlackungsmittel für Geschlechtsorgane und Harnwege, von denen das erste vor allem roh gegessen wird:

WILDER MEERRETTICH (Cochlearia armorica)
Verwendet wird: Wurzel
Eigenschaften: appetitanregend, begünstigt die Sekretion der Gallenblase, blutreinigend, hustenlösend, krampflösend, harntreibend.

*Ausfluß und Juckreiz*

Indikationen: Blutarmut, Mangelerscheinungen, Appetitlosigkeit, Asthma, chronische Bronchitis, weißer Ausfluß.
Anwendung: gerieben im Salat oder als Aperitif.

GRAUE HEIDE (Erica cinerea)
Verwendet werden: blühende Spitzen
Eigenschaften: harntreibend und Desinfektionsmittel für die Harnwege, entschlackend, beruhigt die Harnwege, Adstringens, Mittel gegen Rheuma.
Indikationen: Blasenentzündung, Nierenbeckenentzündung, Rheuma, weißer Ausfluß.
Sud: 1 Handvoll pro Liter, 3 mal am Tag.
Urtinktur: 25-50 Tropfen, 1-2 mal pro Tag

WACHOLDER (Juniperus communis)
Verwendet werden: Beeren, Holz, Blätter und ätherisches Öl der Beeren
Eigenschaften: stärkt die Nerven, verdauungsfördernd, anregend (Beeren), desinfizierend, entschlackend, harntreibend, Mittel gegen Rheuma, Diabetes, Emmenagogum (blutungsfördernd).
Indikationen: Mattigkeit, Erkrankungen der Harnwege, Gonorrhoe, Gärungen im Darm, Rheuma, Diabetes, schmerzhafte Menstruation, weißer Ausfluß.
Aufguß: Beeren: 20-30g pro Liter oder 1 Teelöffel pro Tasse, 3 mal am Tag.
Urtinktur: 15 Tropfen, 3 mal am Tag
Ätherisches Öl: 0,1-0,2 g am Tag (Lösung zum Einnehmen siehe Anhang 4)

WEGERICH (Plantago)
Verwendet wird: die ganze Pflanze
Eigenschaften: reinigt Blut, Lunge, Magen; Adstringens, entzündungshemmend, erhöht die Gerinnungsfähigkeit des Blutes.
Verwendet werden: Blätter

*Ausfluß und Juckreiz*

Aufguß: 10 g pro Tasse, 2-4 mal am Tag
Äußerlich angewendet: Mittel zur Wundheilung, lindert Reizungen, Desinfektionsmittel.
Mazerat: 30-60g auf 1l Wasser über Nacht in abgedecktem Gefäß ziehen lassen, über den Tag verteilt trinken.
Indikationen: Schwächezustand, Magerkeit, Entwicklungsstörungen, Blutung, Bluterkrankheit, Bronchitis, Entzündung des Rachens und der Mandeln, Durchfall, weißer Ausfluß, Nierenentzündung (?).
Äußerliche Anwendung: Bindehautentzündung, Zahnfleischentzündung, Akne, Wunden, krustige Dermatosen, Entzündung der Gebärmutter, Insektenstiche, Vipernbiß, Ohrenentzündung. Blätter zerdrückt oder gerebbelt auf die Wunde verteilen.
Wegerich wird in der *Homöopathie* bei Entzündungen des Zahnnervs angewendet und wenn frau nachts den Harn nicht halten kann. Als Mundspülung löst er Ekel gegenüber Tabak aus!

WEISSE TAUBNESSEL (Lamium album)
Verwendet werden: Blätter, Blüten
Eigenschaften: Stärkungsmittel und Adstringens speziell für die Gebärmutter, gefäßverengend, Mittel gegen Fieber, entzündungshemmend, Entschlackungsmittel.
Indikationen: Durchfall, Zwischenblutungen, weißer Ausfluß, schmerzhafte Menstruation, Hämorrhoiden, Krampfadern, Blasenentzündungen.
Aufguß: 1 Teelöffel pro Tasse, 3 mal am Tag
Auszug in Alkohol: 2-4 Teelöffel pro Tag
Sud: 1 Handvoll pro Liter, zur Spülung der Vagina

BÄRENTRAUBE (Arbutus uva ursi)
Verwendet werden: Blätter, Beeren
Eigenschaften: harntreibend, Desinfektionsmittel und Mittel gegen Eiterbildung, Beruhigungsmittel für die Harnwege, Adstringens.

*Ausfluß und Juckreiz*

Indikationen: Entzündung der Harnwege, Schwierigkeiten beim Harnlassen, Durchfall, Blut im Urin, weißer Ausfluß.
Aufguß: 1 Handvoll auf 1 Liter, 3 mal am Tag
Urtinktur: 10-15 Tropfen über den Tag verteilt

WEIDERICH (Lythrum salicaria)
Verwendet werden: obere blühende Teile
Eigenschaften: Adstringens, Mittel gegen Durchfall, blutstillend, Desinfektionsmittel.
Indikationen: Darmkatarrh, Zwischenblutungen. In äußerlicher Anwendung: Entzündung der Gebärmutter, weißer Ausfluß, Juckreiz der Vulva, Geschwüre an den Beinen, Ekzeme.
Aufguß (bei innerlicher Anwendung): 1 Handvoll pro Liter, 3 mal am Tag
Zur äußerlichen Anwendung: 2 Handvoll pro Liter
Auszug: 2-5 g über den Tag verteilt

Pflanzen, die schon in den vorherigen Kapiteln genannt wurden und die auch hier ihre Bedeutung haben: Salbei, Schwarze Johannisbeere, Kamille, Hydrastis, Frauenmantel. Und eine Gruppe als *Reserve* (falls bisher noch nichts geholfen hat): Kleiner Odermenning (Agrimonia eupatoria), Tüpfeljohanniskraut (Hypericum perforatum), Eiche (Quercus robur), Wilde Brombeere (Rubus fructicosus) – Pflanzen, die auch in anderen Kapiteln auftauchen.

Zwei Mischungen in Form von Salben können nützlich sein:

| | | |
|---|---|---|
| Urtinktur Kleine Brennessel | 10 | g |
| Urtinktur Ringelblume | 10 | g |
| Cold cream | 100 | g |

| | | |
|---|---|---|
| Feuchtigkeitssalbe | 100 | g |
| Rhizinusöl | 5 | g |
| Ätherisches Öl von Niaouli | 1 | g |
| Ätherisches Öl von Zypresse | 1 | g |
| Öl von gekochter Kamille | 2,5 | g |
| Ätherisches Öl von Zitrone | 1 | g |

*Ausfluß und Juckreiz*

In einigen Fällen genügt auch die Anwendung von Lactoferment oder Milchsäure in anderer Form. Und schließlich kann frau es auch mit Tonerde probieren: 4 Eßlöffel mit 1 Liter Wasser vermischen, das ergibt eine Flüssigkeit zur Vaginalspülung. Bei einfachem Juckreiz kann auch die Anspannung und Entspannung der Beckenbodenmuskulatur (Anus, Vagina, Harnröhre) helfen, ebenso kalte Sitzbäder.

# 4. Bartholinische Zyste und Bartholinitis

Wenn auf dem unteren Drittel oder der unteren Hälfte der Schamlippen eine glänzende Schwellung auftaucht, handelt es sich meistens um eine Verstopfung des Kanals, der die Bartholinischen Drüsen entleert. Diese beiden Drüsen liegen auf beiden Seiten der Vagina, zwischen den kleinen Schamlippen und der Vaginalwand, und ihre Kanäle sind 1-2 cm lang. Mit ihrem Sekret befeuchten sie den Eingang der Vagina. Die meisten Verstopfungen sind auf Infektionen zurückzuführen. Ein Abszeß entsteht. Die Entzündung legt sich von selbst, aber manchmal kann der Kanal beschädigt sein, ein Rückstau entsteht, und das Sekret füllt eine Zyste.

*Die Anzeichen* sind Schmerzen und Schwellungen; deren Stärke hängt davon ab, ob eine Infektion vorhanden ist und wie fortgeschritten der Verschluß ist.

*Untersuchung:* Im Fall einer Infektion erlaubt das Anlegen von Kulturen die Identifizierung des Erregers. Außerdem muß frau zwischen einem Abszeß, einer Zyste und – was sehr viel seltener vorkommt – einem Krebs an der Drüse oder am kleinen Kanal unterscheiden (primär oder sekundär als Folge eines Tumors an Vulva oder Vagina).

**Was schlägt die Schulmedizin vor?**
Antibiotika, Schmerzmittel (Aspirin ...) mit Bettruhe. Chirurgie: den Abszeß anschneiden und entleeren, »Marsupialisation«, falls die Kanäle chronisch verschlossen sind (d.h., daß eine Tasche geschaffen wird, in die das Drüsensekret ausfließen kann). Als letztes Mittel wird die Drüse ganz entfernt.
Die Prognose sei praktisch immer gut, heißt es.

**Welches sind die Alternativen (bei Bartholinitis)?**
Zunächst Tonerde in lokaler Anwendung und *Bettruhe.* Die Tonerde hat wie einige Gemüse (z.B. Kohl) zahlreiche Eigen-

schaften. Reich an Mineralien und Spurenelementen, ist die Tonerde mineralspendend, stellt das Gleichgewicht wieder her, wirkt gegen Giftstoffe, ist keimtötend, fördert die Wundheilung und wirkt absorbierend. Wenn wir Tonerde äußerlich anwenden, wird sie in einem Gefäß aus Glas, Holz oder Porzellan (weder aus Metall noch aus Plastik) angesetzt. Sie wird mit Wasser bedeckt und muß ruhen, bis die Masse homogen ist. Wenn ihr es eilig habt, könnt ihr auch mit einem Holzlöffel umrühren. Die kalte Tonerde wird direkt auf die Haut aufgetragen und sollte so dickflüssig sein, daß die Masse in etwa 1 Stunde getrocknet ist. Dieselbe Erde sollte nicht mehrmals hintereinander verwendet werden. Der Umschlag wird am Anfang zunächst 2-3 mal am Tag gewechselt, danach 1 mal pro Tag. Tonerde, die an den Haaren hängen bleibt, kann frau mit Wasser abwaschen, und falls die Haut zu trocken wird, der Masse etwas Öl hinzufügen. *Achtung:* Die Tonerde kann zunächst die Schmerzen verschlimmern, bevor eine Besserung eintritt, denn sie zieht wirklich die Flüssigkeit heraus!

Tonerde kann auch eingenommen werden, wie wir in einem der nächsten Kapitel noch sehen werden.

Folgende Pflanzen können bei der Bartholinitis angewendet werden, beispielsweise diese Mischung:

| | | |
|---|---|---|
| Ätherisches Kamillenöl | | |
| Ätherisches Thymianöl | oder je nach | aa 1,5 g |
| Ätherisches Minzenöl | Aromatogramm | |
| Ätherisches Lavendelöl | | |
| Urtinktur von Beinwell | | |
| Urtinktur von Calendula | | aa 10 g |
| Urtinktur von Hamamelis | | |
| Grüne Tonerde | | 5 g |
| Emulsion von Süßmandelöl | | qsp 300 g |

Als Kompresse 2-3 mal am Tag.

Oft macht eine solche Behandlung das Aufschneiden der Drüse überflüssig.

*Bartholinitis*

Die meisten dieser Pflanzen haben wir schon in vorangegangenen Kapiteln kennengelernt, außer der *Minze* (Mentha pipe-
rata), hier mit ihrer antiseptischen und schmerzstillenden Wirkung, und dem Thymian (Thymus vulgaris, vorzugsweise mit
Thymol); er wirkt ebenfalls antiseptisch, steigert die Wundheilung und ist ein ableitendes Mittel (das das Sekret herauszieht).

# 5. Entzündungen der Gebärmutterschleimhaut und der Eierstöcke

Die Infektion der Gebärmutter bzw. der Gebärmutterschleimhaut heißt auch Endometritis. Sie verdankt ihren Namen dem Endometrium, der Schleimhaut, die das Innere des Hohlraumes der Gebärmutter auskleidet und die nach jedem Zyklus ausgestoßen wird. Die Entzündung der Adnexen (Adnexitis genannt) ist eine noch ernstere Infektion: Sie befällt die Eileiter und Eierstöcke und kann sich auch auf das Bauchfell ausweiten. Dann handelt es sich um eine Peritonitis, und der ganze Bauch schmerzt. Dieses Kapitel handelt also von sehr ernsten Infektionen, bei denen frau besser alle Experimente und alles Selbsttherapieren vermeiden sollte. Die betroffene Frau sollte in diesem Fall eine Ärztin/Homöopathin oder einen Arzt/Homöopathen zur Seite haben!

**Zunächst zur Endometritis:**

Die Infektion tritt meist nach einer Entzündung der Vagina oder des Gebärmutterhalses (z.B. mit Gonokokken) auf, durch eine Spirale, nach einer Abtreibung oder Entbindung oder auch nach anderen intrauterinen Eingriffen wie z.B. Hysterographie (Röntgenaufnahme der Gebärmutter mit Hilfe von Kontrastmittel). Es kann, muß aber nicht unbedingt eine Temperatur zwischen 38 und 39 Grad Celsius auftreten. Der Schmerz wird oberhalb des Venushügels empfunden und strahlt nicht aus, ihm kann eine »falsche Blasenentzündung« vorausgehen, mit Brennen in der Harnröhre und häufigem Wasserlassen. Beim Tasten kann der Schmerz beim Loslassen stärker sein als beim Druck auf die Stelle oberhalb des Venushügels (Entlastungsschmerz). Das Vaginalsekret ist vermehrt und eitrig. Bei der Untersuchung von der Vagina her sind Gebärmutter und Gebärmutterhals weicher und schmerzempfindlich, die Eierstöcke sind weich.

Bei gewissenhaftem Vorgehen werden folgende *zusätzliche*

*Endometritis und Adnexitis*

Untersuchungen durchgeführt: eine Kultur des Sekrets mit Antibiogramm oder Aromatogramm (s.S.92); eine Blutsenkung (die höher liegt, wenn mehr weiße Blutkörperchen im Blut vorhanden sind) und eine vollständige Blutuntersuchung. Komplikationen können zu einer Eileiter- und Eierstockentzündung führen (s.u.).

*Die Schulmedizin* behandelt mit Antibiotika wie z.B. Ampicillin, 3 g pro Tag (Penbritin®), oder Amoxicillin (Clamoxyl®), 4 mal 750 mg pro Tag, beide über 10 Tage. Es können auch viele weitere Antibiotika angewandt werden, aber zur Zeit beschränken wir uns auf diese beiden, solange von ihnen noch nicht allzu viele Resistenzen bekannt sind! Jedes Antibiotikum kann nach einigen Jahren seine Wirksamkeit verlieren, wenn die betreffende Flora sich »mutiert« hat und damit gegen dieses Antibiotikum resistent geworden ist. Besondere *Vorsicht* ist bei Allergien gegen Antibiotika geboten, und die Frau sollte wissen, ob sie in der Vergangenheit schon eine Allergie hatte und welches Antibiotikum im Spiel war. In diesem Fall keine Antibiotika!

Außerdem machen Antibiotika sehr müde. Sie können auch Durchfälle zur Folge haben, da sie die Darmflora zerstören: In diesem Fall ist es besser, sie während der Mahlzeiten und nicht davor einzunehmen und aktiven Joghurt zu essen, der die Darmflora wieder aufbaut. Es sei aber erwähnt, daß nach einigen neueren Untersuchungen vor der Einnahme von Milchprodukten mit Tetracyclin abgeraten wird: aktiver Joghurt ist vielleicht doch nicht das Allheilmittel.

Bei der Behandlung mit Antibiotika sollten die Schmerzen nach 4 oder 5 Tagen zurückgehen, auch wenn frau drückt!

Wir kennen *Alternativen.* Hier der Plan, den wir im Gesundheitszentrum Frauen empfohlen haben, die *sich in gutem Allgemeinzustand befanden:*

– Ruhe, und das heißt: 100%ig Schluß mit der Arbeit und absolute *Bettruhe;*

_Endometritis und Adnexitis_

- Ernährung: viel trinken, leicht essen, d.h. keine gekochten Fette, tierisches Eiweiß meiden, dafür mehr pflanzliches Eiweiß essen, die Verstopfung mit Vollgetreiden bekämpfen, z.B. mit Kleie. Bei schlimmer Verstopfung einen Einlauf machen.
- Örtliche Behandlung: Vaginalzäpfchen von ätherischen Ölen je nach Aromatogramm.

| | |
|---|---|
| ätherisches Öl x | |
| ätherisches Öl y | 3 Tropfen |
| ätherisches Öl z | |
| Urtinktur Ringelblume | |
| Urtinktur Beinwell | 0,15 g |
| Urtinktur Kanadische Gelbwurz | |
| Grüne Tonerde | 0,5 g |

Bindemittel qsp 1 Zäpfchen von 5 g, abends 1 Zäpfchen.
Umschlag mit Tonerde auf den Unterbauch, lauwarm bis kalt, je nach Belieben, 3-4 Tage lang.


- Allgemeine Behandlung:
  Cu oder Cu-Au-Ag als Spurenelemente: 1 Dosis pro Tag am Morgen auf nüchternen Magen, später auf 3 mal pro Woche verringern.

| | |
|---|---|
| Urtinktur von Heckenrose | |
| Urtinktur von Schwarzer Johannisbeere | |
| Urtinktur von Schachtelhalm | aa qsq 160 ml |
| Urtinktur von Wildem Stiefmütterchen | |
| Urtinktur von Hydrastis | |

80 Tropfen vor jeder Mahlzeit


All diese Pflanzen wurden in den vorangegangenen Kapiteln behandelt. Diese Kur sollte über 3 Wochen durchgehalten und je nach Ergebnis ein zweites Mal vorgenommen werden (s.a. unter Chronische Vaginalentzündungen).

*Endometritis und Adnexitis*

## Zur akuten Eileiterentzündung (oder Salpingitis)

Diese Infektion kann als Folge einer Endometritis auftreten oder unter denselben Umständen, die auch eine Endometritis begünstigen. In diesem Fall sind (im allgemeinen) beide Eileiter befallen, sie sind gereizt oder geschwollen. Eitriges Sekret fließt aus, das sie möglicherweise verschließen und dahinter einen Abszeß im Eileiter oder Eierstock hervorrufen kann.

*Anzeichen:* Das Fieber steigt auf 39-40 Grad Celsius, und der allgemeine Gesundheitszustand verschlechtert sich. Der Schmerz ist stark und tief, mit Ausstrahlung in die Schenkel, den Anus und das Kreuz. Das Sekret ist nicht unbedingt vermehrt, aber häufig treten Blutungen auf. Der Bauch ist gebläht, »atmet« und ist über dem Venushügel so empfindlich, daß er sich schmerzhaft zusammenziehen und ein tieferes Abtasten verhindern kann (Abwehrreaktion). Beim Untersuchen von der Vagina her löst die Bewegung des Gebärmutterhalses Schmerzen aus, aber vor allem sind ein oder beide Eileiter verdickt und schmerzen. Bei einem Abszeß läßt sich ein Gebilde ertasten (aus Eiter: Pyosalpinx; aus Wasser: Hydrosalpinx).

*Untersuchung:* Bei Ausfluß eine Kultur anlegen. Die Blutwerte sind verändert (außer ganz am Anfang): zwischen 15 000 und 30 000 weiße Blutkörperchen (normaler Wert unter 10 000), und die Blutsenkung ist erhöht.

Bei *Komplikationen* entsteht ein Abszeß am Eileiter, mit dem Risiko, daß der Eileiter platzt und die Infektion sich ausweitet (Parametritis und Peritonitis) und Abszesse an den Eierstöcken verursacht. Die Schmerzen im kleinen Becken können chronisch werden. Die Menstruation ist schmerzhaft und unregelmäßig. Selbst Sterilität kann die Folge sein. Letzteres trifft 20 % der Frauen, die eine Eileiterentzündung hatten, wegen Verklebungen und der starken Vernarbung, was die Eizellen am Durchgang hindert.

Die anderen *Möglichkeiten, die ausgeschlossen werden müssen* (Differentialdiagnostik): Blinddarmentzündung, Eileiterschwangerschaft, die Torsion eines Eileiters, eine spontane Fehlgeburt.

*Endometritis und Adnexitis*

Bei Schmerzen im kleinen Becken auf der rechten Seite ist die Differenzierung zwischen einer Blinddarmentzündung und einer Entzündung des rechten Eileiters sehr schwierig, und jede kann sich da einmal irren. Dennoch ist die Unzahl von Blinddarmoperationen Unfug. Wie beim Kaiserschnitt ist ihre Anzahl direkt proportional zur Anzahl der Chirurgen. Das ist um so beunruhigender, als der Blinddarm wie auch die Mandeln eine natürliche Barriere gegen Infektionen bilden (sie haben den gleichen Zellaufbau). Es gibt sicher eine große Anzahl von akuten Abdomeninfektionen, in denen eine Operation nötig ist, zum Glück werden aber auch oft nichtoperative Lösungen gefunden. Da kommt es auf die jeweiligen Anschauungen, die wissenschaftlichen und finanziellen Ambitionen und die Angst der PraktikerInnen an. Die Untersuchung, die Unterscheidungen erst möglich macht, ist die Laparoskopie, mit der frau einen »Blick« in das kleine Becken werfen kann: Eine leuchtende Sonde wird unter Narkose oder lokaler Betäubung durch einen Schnitt in den Nabel eingeführt.

Trotz allem ist es schwierig, bei der Eileiterentzündung ohne Antibiotika auszukommen, denn sie kann sich sehr schnell ausbreiten, und die Angst vor einer sekundären Unfruchtbarkeit verhindert langsame Behandlungsmethoden. Ist die Entzündung durch Gonokokken hervorgerufen, werden die Antibiotika zunächst sogar durch die Venen gegeben, was eine kurze stationäre Aufnahme im Krankenhaus nötig macht, aber die Heilung beschleunigt. Bei der akuten Infektion empfehlen manche SchulmedizinerInnen auch Corticoide (Derivate von Cortison), um die Entzündung zu bekämpfen. Wir sagen gleich, daß wir damit nicht einverstanden sind.

*Behandlung, falls keine Operation notwendig ist:*
- Ruhe, zunächst »streng im Bett« und mindestens 4 Wochen lang;
- Ernährung wie bei der Endometritis;
- Cu-Au-Ag als Spurenelemente oder Cu (Kupfer) allein;

*Endometritis und Adnexitis*

- Antibiotika: Ampicillin (Penbristol®), 4 g am Tag, während 3 Wochen; anstelle von Ampicillin kann auch Amoxocillin (Clamoxyl®) genommen werden, da es ein besseres Verhältnis von Dosis und Wirkung hat: 750 mg 4 mal am Tag, während des gleichen Zeitraumes;
- Anwendung von einigen ätherischen Ölen (Zitrone, Thymian, Nelke, Lavendel, Minze, Bohnenkraut, Niaouli, Zimt, Kajeputbaum, Ysop) potenziert die Wirkung der Antibiotika und vermeidet ihre Nebenwirkungen. Wie bei der Endometritis müssen die Schmerzen am 4. oder 5. Tag zurückgehen, und nach 1 Woche bis 10 Tagen kann frau nach und nach immer länger aufstehen.

*Das Problem mit der chronischen Infektion:* Sie ist gekennzeichnet durch episodische Rückfälle und örtliche Folgeerscheinungen: Verengungen, Verklebungen der Eileiter, eine fixierte Retroflexion der Gebärmutter. Die betroffene Frau beklagt sich über zeitweilige Schmerzen im Becken, Schmerzen bei der Penetration, über schmerzhafte Menstruation oder Unfruchtbarkeit, sie hat chronischen Vaginalfluß, die Harnblase ist druckempfindlich, und beim Tasten von der Vagina her ist im allgemeinen noch eine beidseitige Verdickung der Tuben (Eileiter) zu fühlen. In einer solchen Situation hat die wiederholte Anwendung von Antibiotika keine Wirkung mehr, sie erhöht nur die Mattigkeit und vermindert die Abwehr.

Hier zeigt sich wieder die Bedeutung der *natürlichen Behandlungsmethoden:*

- Ruhe ist unbedingt nötig (obwohl uns bewußt ist, wie schwierig das je nach sozialer und familiärer Situation der Frau ist)!
- Die Ernährung sollte in allen Einzelheiten überdacht werden, um das Verdauungssystem zu entlasten und die Abwehrkräfte zu steigern (siehe Kapitel V).
- Spurenelemente: Cu-Au-Ag, abwechselnd mit Magnesium.
- Eine örtliche Behandlung (Zäpfchen aus ätherischen Ölen) und auch eine allgemeine Behandlung wie bei der Endometritis;

_Endometritis und Adnexitis_

– und dazu noch ein _Entschlackungsmittel für Leber und Nieren_
wie z.B.:

| | |
|---|---|
| Tinktur Artischocke | |
| Urtinktur Boldo | aa  5 g |
| Urtinktur Erdrauch | |
| Urtinktur Condurango | aa  3 g |
| Urtinktur Kinkelibah | |
| Urtinktur Rosmarin | aa  6 g |
| Urtinktur Curry | |
| Urtinktur Schachtelhalm | 10 g |

Urtinktur Olive (Olea europea) in der Verdünnung zu 10%
qsp 160 ml, Kinkelibah (Combretum raimbaultii) 40-80 Tropfen vor den beiden Hauptmahlzeiten.

Und eine neue Pflanze:

KINKELIBAH (Combretum raimbaultii)
Verwendet werden: Blätter
Eigenschaften: regt die Gallenproduktion an, harntreibend,
keimtötend, blutreinigend.
Indikationen: Insuffienz der Leber, Gallensteine, Verstopfung.
Sud: 10 g auf 1 Liter, 3-4 Tassen am Tag
Auszug: 1-5 g pro Tag

– Bei äußerlicher Anwendung sind wieder Umschläge mit
_Tonerde_ sehr heilsam. Tonerde (s.a.S.122) wird hier als örtliches Ableitungsmittel angewendet wegen seiner großen Aufnahmefähigkeit. Man bedeckt die Tonerde, die man in einen
Teller aus Glas, Holz oder Porzellan gegeben hat, mit Wasser
und verrührt beides zu einer dicken Paste. Wird ein Löffel verwendet, darf er nicht aus Plastik oder Metall sein. Die
Tonerde wird direkt in 1/2 bis 1 cm dicker Schicht auf die
Haut aufgetragen und kann mit einem Stück Mull oder Tuch
bedeckt werden. Wenn sie völlig getrocknet ist, wird sie abgezogen und weggeworfen. Die Umschläge sollten einmal pro
Tag aufgelegt werden, und zwar mindestens 15 Tage hintereinander; sie sollten lauwarm bis kalt sein, je nach Belieben.

*Endometritis und Adnexitis*

– Dazu kommen Vaginalzäpfchen und ätherische Öle zum Einnehmen oder als kleiner Einlauf. Dies bedeutet, daß sie mit 3
ccm Öl vermischt und in den Enddarm eingespritzt werden
(Formeln siehe Anhang 4).
– Gegen die Schmerzen kann folgende Mischung helfen:

| | |
|---|---|
| Urtinktur Saathafer | |
| Urtinktur Stinkandorn | aa 6 g |
| Urtinktur Wiesenkuhschelle | |
| Tinktur Baldrian | |
| Urtinktur Weißdorn | aa 3 g |
| Urtinktur Pfingstrose | |
| Urtinktur Schlüsselblume | |
| Alkohol-Lösung von Melisse | qsp 120 ml |

30 Tropfen pro Dosis (3-4 mal am Tag) oder 50 Tropfen am
Abend, bei Schlaflosigkeit.

Diese Mischung kann genauso bei Schlaflosigkeit angewendet
werden. Es ist interessant, hier den Unterschied zwischen Baldrian (mit Aluminium als Spurenelement) und Passionsblume
(mit dem Spurenelement Lithium) zu betrachten. Baldrian
wirkt eher anxiolytisch (d.h. angstlösend, dämpfend) und kann
deswegen bei Personen, die sich bereits in einem Zustand der
Unter-Spannung befinden (depressiv-melancholischer Typ)
ungünstig sein. Passionsblume ist eher ein Antidepressivum
und kann ungünstig sein bei Zuständen von Über-Spannung.
Die schlaflose Person würde dann durch die Passionsblume
(und das Lithium) nur noch erregter und käme nicht zum Ein-
schlafen.

Weißdorn und Melisse haben wir schon im Abschnitt »Menopause« behandelt, die Pfingstrose im Abschnitt über »Blutungen«. Hier die fünf anderen Pflanzen:

SAATHAFER (Avena sativa) ist ein energiespendendes Getreide, das
wieder aufbaut, Spannung verleiht (was in kalten Ländern gut

_Endometritis und Adnexitis_

bekommt). Er wird für Kinder, RekonvaleszentInnen und bei Verstopfung empfohlen und soll auch bei Sterilität wirken (?). Als Urtinktur ist Hafer den Schlaflosen anzuraten. Dies mag zwar widersprüchlich erscheinen, aber Hafer als Korn ist energiespendend, während die Milch, das »Stroh« von Hafer, als Aufguß und die Urtinktur beruhigend wirken.

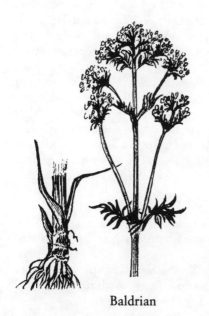

Baldrian

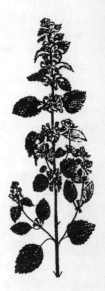

Stinkandorn

*Endometritis und Adnexitis*

STINKANDORN (Ballota foetida)
Verwendet werden: blühende Spitzen
Eigenschaften: krampflösend, wirkt ausgleichend auf die Nerven, Stärkungsmittel.
Indikationen: Angstzustände, psychische Beschwerden in der Menopause, sympathikotonische Zustände (gewisse Arten von Schlaflosigkeit), Verdauungskrämpfe, Keuchhusten.
Aufguß: 30 g pro Liter, 2-3 Tassen am Tag
Urtinktur: 10-15 Tropfen, 2-3 mal am Tag

WIESENKUHSCHELLE (Anemona pulsatilla)
Verwendet werden: Wurzel, Blätter, ganze Pflanze
Eigenschaften: krampflösend, beruhigende Wirkung besonders auf die weiblichen Geschlechtsorgane.
Indikationen: nervöse Krämpfe, Krämpfe der Geschlechtsorgane und der Organe des Magen-Darm-Traktes, krampfartiger Schnupfen und Husten, schmerzhafte Menstruation, Migräne.
Aufguß: ganze Pflanze, 5 g pro Liter, 2-3 Tassen am Tag
Alkohol-Lösung: 20-50 Tropfen am Tag
*Achtung:* Die frische Kuhschelle ist giftig, getrocknet ist sie jedoch harmlos!
Sie ist auch eines der homöopathischen Heilmittel, das am gründlichsten untersucht ist. Die gynäkologischen Indikationen der Kuhschelle sind: verspätete, schwache Menstruation mit dickem schwarzem Blut; Amenorrhoe, nachdem frau nasse Füße hatte; schmerzhafte Menstruation bei dickem gelblichem Ausfluß; Eierstockentzündung. Besonders wirksam, wenn frau zu Depressionen neigt und sich schwach und resigniert fühlt.

BALDRIAN (Valeriana officinalis)
Verwendet wird: Wurzel (die ganze Pflanze)
Eigenschaften: wirkt ausgleichend auf das Nervensystem und krampflösend.
Indikationen: Neurasthenie, Reizbarkeit, Krampfzustände bei Kindern, Schlaflosigkeit, Hitzewallungen, Asthma.
Alkohol-Lösung: 2-10 g am Tag

*Endometritis und Adnexitis*

Auszug: 10-15 g
*Achtung:* Übermäßiger Gebrauch macht süchtig! Der Geruch
von Baldrian zieht Katzen an und berauscht sie.

SCHLÜSSELBLUME (Primula officinalis)
Verwendet werden: Wurzel, die ganze Pflanze, Blüten
Eigenschaften: krampflösend, schmerzstillend, hustenlösend,
harntreibend, Wurmmittel.
Indikationen: Erkrankungen der Atemwege, Kopfschmerzen
und Migräne, Neuralgien, Schwindelgefühl, Krampfzustände
bei Kindern, Erbrechen.
Wurzelsud: 1 Teelöffel auf 1 Tasse Wasser
Aufguß aus geschnittenen Pflanzen und Blüten in gleichem Ver-
hältnis. Bei äußerlicher Anwendung werden selbst ausgedehnte
Blutergüsse resorbiert.

Zum Schluß wollen wir noch drei Methoden erwähnen, die
nach einer akuten oder chronischen Infektion helfen können,
die Folgen und Rückfälle zu vermeiden:

- *Bestrahlung mit Kurzwellen* (die einzige von der Schulmedizin anerkannte Methode) zur Vermeidung von schlechter
  Verheilung oder Verklebung.
- Die *Lockerung des Iliosakralgelenkes* (Gelenk zwischen Wirbelsäule [Kreuzbein] und Becken), falls es blockiert ist. Frau
  kann dieses Gelenk durch eine passive Mobilisierung entspannen oder aber durch eine Behandlung, die eine normale Zirkulation der Energie wieder herstellt. Hierfür Chiropraktike-
  rIn oder ÄtiologIn fragen.
- *Akupunktur des Umfeldes.*

# 6. Blasenentzündung

Der Harn und die Harnwege sind grundsätzlich steril. Infektionen der Harnwege und die Entzündung der Harnblase sind Erkrankungen, die aus anatomischen Gründen hauptsächlich Frauen betreffen. Der Weg zwischen der Harnblase und der Öffnung der Harnröhre ist bei der Frau viel kürzer als beim Mann, daher ist die Ansteckung der Harnblase mit Keimen aus dem Darm oder der Vagina viel leichter. Es ist deshalb sehr wichtig, beim Waschen und beim Abwischen die Bewegung immer von vorne nach hinten zu machen und nicht umgekehrt. Auch Geschlechtsverkehr mit Penetration kann eine Blasenentzündung begünstigen; besonders bei zunächst analer und dann vaginaler Penetration, ohne daß das Glied oder die Finger dazwischen gewaschen wurden. Es ist auch empfehlenswert, die Harnblase vor und nach der Penetration zu leeren.

Abgesehen davon ist die beste mögliche Vorbeugung gegen Blasenentzündung, *viel zu trinken*, denn das verhindert eine Stauung, die eine Infektion begünstigen könnte.

Im übrigen steht die Harnblase in Verbindung mit dem Rest des Organismus, besonders mit den nervösen Zentren (Parasympathikus, Sympathikus, Bewußtes und Unbewußtes), den oberen Harnwegen (Harnleiter, Niere) und kann deshalb Sprachrohr für andere Probleme sein. Die Harnblase steht auch in Verbindung mit den Nachbarorganen: Eingeweide, Enddarm, Gebärmutter, Eierstöcke. So kann eine Endometritis zunächst mit Symptomen einer Blasenentzündung beginnen. Das zeigt, wie wichtig folgende Fragen sind: Seit wann bestehen die Anzeichen einer Blasenentzündung, und bei welcher Gelegenheit sind sie zum ersten Mal aufgetaucht? Das Datum der letzten Menstruation und eventuell der Rhythmus von Blasenentzündungen, der dem der Menstruation entspricht; vorangegangene Operationen (z.B. Entfernung des Blinddarmes), geburtshilfliche Eingriffe (z.B. Zangengeburt), gynäkologische Eingriffe (z.B. Abtreibung, Fibrom) und medikamentöse Behandlung (z.B. Antibiotika).

*Blasenentzündung*

Die *Anzeichen* sind bekannt: häufiges Wasserlassen, Brennen in der Harnröhre, Schmerzen oberhalb des Venushügels, besonders nach dem Wasserlassen, falsches Pinkelbedürfnis (jedes Mal nur 3 Tropfen). Folgende Anzeichen können den Verdacht auf eine aufgestiegene Infektion bestärken: Schmerzen in der Nierengegend, Fieber, Übelkeit, Erbrechen, Blut im Urin.

Die *Diagnose* einer Harnwegsinfektion ist nur möglich, wenn eine aussagekräftige Anzahl von Bakterien in der Urin-Kultur isoliert werden konnte. Die klinischen Anzeichen sind weniger aussagekräftig, denn es gibt Blasenentzündungen ohne Symptome, und es gibt Beschwerden in den Harnwegen ohne Blasenentzündung! Die meisten Blasenentzündungen werden von einem einzigen Erreger hervorgerufen. Es ist also denkbar, wenn mehrere Erreger in der Kultur wachsen, daß die Kultur mit Keimen der Haut oder anderen *kontaminiert* wurde.

*Die Untersuchungen:* Von einer Harnwegsinfektion ist die Rede, wenn mehr als 100 000 Kolonien des gleichen Erregers in der Urin-Kultur gewachsen sind. Um ein wenig Harn zu gewinnen, ohne ihn zu kontaminieren, ist das einfachste Mittel, einen ersten Strahl in die Toilette zu lassen, dann zu unterbrechen (auch wenn es weh tut!), um den zweiten Strahl in einen sterilen Becher zu lenken und den Rest in die Toilette. Beim Urin-Sediment (das ist eine Analyse der Zellen, die sich am Boden einer Röhre abgesetzt haben, wenn der Urin 5 Minuten mit 50 000 Umdrehungen gerührt wurde) sprechen wir von einer Blasenentzündung, wenn unter dem Mikroskop mehr als 10 weiße Blutkörperchen pro Feld sichtbar sind. Auch der *pH-Wert des Urins* (ein Maß für den Säuregehalt) ist aussagekräftig. Mehr davon später.
Welche Risiken gibt es? Wiederholung einer solchen Infektion und vor allem die Entwicklung zu einer aufgestiegenen Infektion (Nierenbeckenentzündung, Nierenentzündung). Welche Frauen werden vor allem von Blasenentzündungen befallen? Schwangere Frauen und Frauen, die die Pille nehmen, Zucker-

149

*Blasenentzündung*

kranke und alle, deren Immunität herabgesetzt ist, sowie Frauen, die Nierensteine oder andere Erkrankungen haben, die die Harnwege behindern (z.B. Tumor).
Die häufigsten Erreger, die hier angetroffen werden, sind vor allen anderen Escherichia coli, danach Proteus, Klebsiellen, Enterokokken, Enterobakterien, Pseudomonaden etc.

Die *Behandlung der Schulmedizin* besteht vor allem in Antibiotikagabe, Desinfektionsmitteln der Harnwege, manchmal Entzündungshemmern. Manche empfehlen heute eine Behandlung mit einer einzigen Dosis, im Gegensatz zu früheren Vorstellungen, nach denen eine gute Antibiotikatherapie mindestens 8-10 Tage dauern muß, um wirksam zu sein.

Die Antibiotika sind Amoxicillin (Clamoxyl®) 3 mg, Kanamycin 500 mg als intramuskuläre Spritze oder sogar Sulfonamide (Sulfisoxazol-Gantrisin®, Bactrim®). Antibiotika in einer einzigen Dosis – eine Methode, die sparsamer ist und außerdem für den Organismus weniger schwer zu verkraften – sollen 50 % der Frauen helfen. Bei den anderen muß der jeweilige Erreger herausgefunden werden. Diese Methode hat die gleichen Nachteile wie alle »blinden« Antibiotikatherapien; wenn sie den jeweiligen Erreger nicht treffen, helfen sie ihm, indem sie seine natürlichen Feinde umbringen und die Abwehrkräfte der Frau vermindern. Wenn schon Antibiotika genommen werden müssen, dann das jeweils *spezifische,* denn die Techniken der Kulturen und des Antibiogrammes sind heute zu genauen Bestimmungen der Erreger in der Lage! Werden $10^3$ oder $10^4$ Erreger angetroffen (z.B. Chlamydien), empfehlen ÄrztInnen Doxycyclin (Vibramycin®). Für die Schulmedizin ist schließlich der einzige Grund dafür, warum eine Infektion erneut auftritt, die Wiederansteckung. Das sagt wenig bzw. gar nichts über die Ursachen der Chronizität. Die aufgeschlossensten unter den MedizinerInnen erkennen immerhin an, daß die unangebrachte Anwendung von Antibiotika die Ursache vieler chronischer Erkrankungen ist.

*Blasenentzündung*

**Wissenswertes**

Die Frage nach dem Säuregehalt bringt eine erste Aufklärung. Gleichgewicht zwischen *Säuren* und *Basen* ist tatsächlich ein Schlüssel für das Gleichgewicht des ganzen Organismus (seine Reaktionen und Sekretionen).

Der pH-Wert des Blutes liegt zwischen 7,32 und 7,43. Darunter wird er zunehmend sauer, darüber immer alkalischer (oder basisch). Urin hat einen pH-Wert zwischen 7 und 7,5, ebenso wie Blut, aber erst nach dem zweiten Wasserlassen am Morgen, denn während der Nacht kann er 5 oder weniger betragen, da die Niere so ihre sauren Abfallstoffe ausscheidet.

Wichtig ist, daß der blutreiche pH-Wert stabil bleibt, während die Atmungs- und Harnmechanismen als Kompensationsmechanismen dienen, sei es in Form einer Ausscheidung von $CO_2$ durch die Atmung oder in Form eines Säuregrades, der im Urin titrierbar ist. Wenn sich eine Person mehrere Stunden in einem geschlossenen Raum aufhält, sinkt ihr Harn-pH-Wert auf 5, dagegen steigt er im Freien wieder auf 7 an. Eine schlechte Atmung zieht durch eine schlechte Ausscheidung von $CO_2$ einen sauren pH-Wert nach sich. Wenn die Ernährung zu arm an Aufbaustoffen ist, und wenn frau sich wenig bewegt, bleibt der pH-Wert immer auf 5 oder niedriger. Dies zeigt sich als Müdigkeit, »toter Punkt«, Kopfschmerzen, wandernde Schmerzen, die dann Rheuma heißen und die ganz einfach durch eine Zuführung von *Lebensmitteln mit Aufbaustoffen* behoben werden könnten.

Bei den meisten Blasenentzündungen (9 von 10) ist der pH-Wert zu basisch, das heißt, er liegt über 7,5. Nicht immer liegt das an einer zu basischen Ernährung! Für Frau Dr. Kousmine kann ein zu hoher Säuregehalt des Blutes sich dennoch in zu basischem Urin ausdrücken, auch wenn das widersprüchlich erscheint.

Tatsächlich kann ein bemerkenswertes alkalisches Verhalten eine Kompensation des Körpers durch alkalische Salze sein, nämlich einer Unfähigkeit, Säuren durch die normalen Kanäle

151

*Blasenentzündung*

auszuscheiden. Deshalb verschärft sich diese Situation durch eine Säurezufuhr!

Wie bringt frau nun den pH-Wert wieder auf die Norm? Indem frau z.B. 1 Teelöffel Salznitrat in wenig Wasser auflöst und 1 bis 2 mal täglich einnimmt (im Handel gibt es Erbasit), oder aber frau nimmt 1 Teelöffel Natriumbikarbonat in wenig Wasser, am 1. Tag alle 2 Stunden, danach weniger, bis zu 3 Tage lang. Es gibt auch Blasenentzündungen, harnsaure Blasenentzündungen genannt, bei denen der Urin zu sauer ist und bei denen Mineralwasser, Lauch-Saft und Zitronensaft nützlich sind.

Frau sollte sich ein wenig mit Nahrungsmitteln befassen, die *säureproduzierend* sein können (fleischhaltige Nahrungsmittel, weißes Mehl, Zucker, Tee, Kaffee, Kakao, Fette), oder aber Basen produzieren (Früchte, Gemüse, Kartoffeln, Milch, Mandeln, unraffiniertes Mehl, Eigelb etc.). Mehr darüber siehe das Buch von Dr. Jackson (Anhang 6) sowie Kapitel V.

Bei Blasenentzündung sollte also gemieden werden: Fleisch, Schalentiere, Anchovis, Sardinen, Konserven, Sauerampfer, Tee, Kaffee, Zucker in jeder Form, Pflaumen, Salat, Karotten, grüne Bohnen, Spinat. Dagegen sind *Rüben* gut, weil sie harntreibend wirken, Harnsteine auflösen und belebend sind, dazu *Roggen* zur Bekämpfung von Entzündungen der Harnwege und *Lauch* wegen seines Reichtums an alkalischen Salzen und seiner keimtötenden, harntreibenden, abführenden Wirkung.

**Kommen wir zur Welt der Pflanzen, die uns inzwischen vertraut geworden ist.**

In diesem Abschnitt interessieren uns:

- Pflanzen mit einer Wirkung gegen Infektionen und Entzündungen;
- Pflanzen des Umfeldes, entschlackende und harntreibende Mittel;
- beruhigende und Einschlafmittel.

*Blasenentzündung*

*a. Die Ansteckungshemmer:* Zu allererst die *ätherischen Öle.* Am besten wählt frau je nach Aromatogramm einige aus: Rosmarin, Thymian, Salbei, Bohnenkraut, Majoran, Oregano, Ysop, Basilikum, Lavendel, Fenchel, Kümmel, Koriander, Kajeput, Niaouli, Kiefer, *Eukalyptus* (Colibazillose), *Wacholder* (außer bei Nierenerkrankung), Nelke, Zypresse, Zimt.
Und die Urtinkturen: Heidelbeere, Graue Heide, Bärentraube, Vogelknöterich, deutsche Kamille, Geißbart, Pappel.

*b. Die Entzündungshemmer:* Melonenbaum (Carica papaya), Ananas, Seifenkraut, aufrechtes Glaskraut, Wacholder, Grießwurz, Rhododendron (Pareira brava) und »Indischer Nierentee« (Orthosiphon stamineus).
Entzündungshemmende Mittel als Umschlag: *Tonerde* (s.S.143), 2 mal pro Tag auf den Unterbauch, außer wenn es unangenehm ist, oder *Kohl* (4 Lagen der Blätter werden mit dem Nudelholz behandelt), 2 mal pro Tag, 2-3 Stunden lang.

*c. Die Heilmittel des Umfeldes,* entschlackende und harntreibende Mittel: Schachtelhalm, Magnesium, Kupfer und andere Spurenelemente, je nach Krankheitsbereitschaft (siehe Anhang 5), Tonerde (innerliche Anwendung), Honig, Pollen; Urtinkturen: Goldrute, Birke, Wiesenkönigin, Kleines Habichtskraut, Quecke, Linde.

*d. Beruhigungs- und Einschlafmittel:* Ganz besonders Salweide und Wiesenkuhschelle (beruhigen die Harnwege), aber auch Saathafer, Stinkandorn, Passionsblume, Engelwurz, Lavendel, Melisse, Schlüsselblume, Baldrian, Weißdorn, Pfingstrose.

*Blasenentzündung*

*Was können wir als Muster empfehlen?*

**I.**

Urtinktur Heidelbeere
Urtinktur Goldrute          }  aa qsp 125 ml
Urtinktur Schachtelhalm

40 Tropfen 5 mal am Tag an den ersten beiden Tagen, danach 3 mal am Tag.

ätherisches Lavendel-Öl
ätherisches Oregano-Öl      }    1 g          oder je nach
ätherisches Nelken-Öl                        Aromatogramm
Alkohol zu 94 %                  50 g
Glyzerin zu 98 %                 20 g

20 Tropfen 3 mal am Tag nach dem Essen.

Ätherisches Zimt-Öl zu 10 % in einem Dispersionsmittel (siehe Anhang 4) 3 mal 10 Tropfen am Tag.


**II.**

| | |
|---|---|
| Preiselbeere als Mazerat der Knospen in 1. Dezimalverdünnung 50-75 Tropfen | 3 mal pro Tag bei akutem Zustand, 1 mal pro Tag bei chronischem Zustand |
| Urtinktur Kleines Habichtskraut 50 Tropfen | 5 mal pro Tag an den ersten beiden Tagen, danach 3 mal pro Tag; 1 mal pro Tag bei chronischem Zustand |

Als Beruhigungsmittel für die Harnwege:

Alkohol-Lösung der Salweide
Urtinktur Anemone           }  aa 10 g
Alkohol-Lösung Melisse         qsp 60 ml

3 mal 20 Tropfen pro Tag

*Blasenentzündung*

Schließlich gibt es ein homöopathisches Heilmittel, das bei Blasenentzündungen besonders interessant ist:

*Cantharis* in Form von Globuli, Größe 4, die frau einnehmen kann wie folgt:

- entweder einige Globuli in 1 Glas Wasser auflösen; mit einem Holz- oder Plastiklöffel umrühren und alle halbe Stunde 1 Teelöffel voll einnehmen; wenn Besserung eintritt, seltener;
- oder 2 Globuli 4 mal pro Tag unter die Zunge nehmen. Bei Blasenentzündugen, die durch Kälte ausgelöst werden, hilft *Eisenhut* besonders gut.

Günstiger ist es natürlich, ein individuell passendes homöopathisches Mittel herauszufinden.

Einige Pflanzen näher besehen:

HEIDELBEERE (Vaccinium myrtillus) und PREISELBEERE (Vaccinium vitis idaea), zwei sehr nahe verwandte Arten
Verwendet werden: Blätter
Eigenschaften: Mittel gegen Zuckerkrankheit, fördern die Ausscheidung von Harnstoff, besonders starke Mittel gegen Coli-Bakterien, begünstigen die Durchblutung, regen die Darmtätigkeit an.
Indikationen: Zuckerkrankheit, erhöhter Harnstoffspiegel, Blasenentzündung (besonders durch Coli-Bakterien), Durchblutungsstörung, Durchfall, Verstopfung.
Anwendung in all ihren Formen: Beerensaft
Sud: 40 g pro Liter oder Urtinktur, auch von Knospen: 50-75 Tropfen 3 mal pro Tag.

KLEINES HABICHTSKRAUT (Hieracium pilosella)
Verwendet wird: die ganze Pflanze im frischen Zustand
Eigenschaften: harntreibend (fördert Ausscheidung von Harnsäure und Chloriden), anregend, senkt den Cholesterinspiegel im Blut.

*Blasenentzündung*

Indikationen: wenn bei Fieber die Urinmenge vermindert ist, bei Oedemen von Herzkranken, zuviel Harnsäure, Arteriosklerose, Müdigkeit (z.B. bei RekonvaleszentInnen).
Aufguß: 100 g pro Liter
Urtinktur: 50 Tropfen 3 mal pro Tag

GEMEINE GOLDRUTE (Solidago virgaurea)
Verwendet werden: Blüten, ganze Pflanze
Eigenschaften: Entschlackungsmittel für Leber und Niere, erleichtert die Ausscheidung von Giftstoffen, harntreibend, antiseptisch, Beruhigungsmittel für die Harnwege.
Indikationen: überhöhter Harnsäure- und Cholesterinspiegel, Harnwegserkrankungen, Harnsteine, Albuminurie (Ausscheidung von Eiweiß im Harn), Lebererkrankung, Enterocolitis, Ekzeme.
Sud: 1 Handvoll pro Liter, in 1-2 Tagen zu trinken
Urtinktur: 25-60 Tropfen 3 mal pro Tag
In der Homöopathie ist die Goldrute ein Naturheilmittel zur Entschlackung von Leber und Niere, besonders wenn bei Druck auf den Winkel zwischen Rippe und Lendenwirbel auf beiden Seiten eine Schmerzempfindlichkeit besteht.

BIRKE (Betula alba)
Verwendet werden: Blätter, Rinde, Saft
Eigenschaften: harntreibend, fördert die Ausscheidung von Chloriden, Harnstoff, Harnsäure; blutreinigend, Verdauungsmittel, fiebersenkend.
Indikationen: Oedeme (Wasseransammlungen im Gewebe) bei Herz-Nieren-Erkrankungen, Übersäuerung des Blutes, erhöhter Cholesterinspiegel im Blut, Rheuma oder zu hoher Harnsäurespiegel, Steine und Koliken der Niere, Fettleibigkeit, Arthritis, arterieller Bluthochdruck, Darmparasiten, Arteriosklerose.
Urtinktur: 10-40 Tropfen, 2-3 mal pro Tag
*Betula pubescens* wird in Form eines Glyzerinmazerats aus den Knospen D1 bei spannenden Brüsten verwendet (30-50 Tropfen pro Tag).

# 7. Endometriose

Die Endometriose ist eine gynäkologische Erkrankung, für die die Schulmedizin keine Erklärung hat. Sie besteht darin, daß Gewebe des Endometriums (Gebärmutterschleimhaut) auch außerhalb des Gebärmutterhohlraumes auftritt. Wie innerhalb der Gebärmutter folgt dieses Gewebe dem menstruellen Rhythmus, indem es während des Zyklus wuchert und während der Menstruation blutet. Dies ruft an der entsprechenden Stelle starke Schmerzen hervor. Die Krankheit befällt Frauen im gebärfähigen Alter und vor allem Frauen mit einer *Follikelhormonüberproduktion.*

Obwohl diese Erkrankung hormonabhängig ist, wird sie durch Schwangerschaft gehemmt. Soviel heute bekannt ist, wird Endometriose durch Eierstockhormone gefördert, aber nicht unbedingt ausgelöst. Übrigens wird die Endometriose durch Intrauterinpessare (Spirale) noch verstärkt. Solch anormales Gewebe kann sich auf den Eierstöcken und Eileitern ausbreiten (80 % der Fälle) oder auf oder in der Gebärmutterwand (40 % der Fälle). Weiter kann es wuchern: in der Zwischenwand zwischen Vagina und Enddarm, dem Bauchfell des Beckens, dem Bindegewebe, der Harnblase, dem Gebärmutterhals und in ganz seltenen Fällen sogar auf der Lunge, was auch zeigt, daß die Verbreitung des Gewebes nicht nur örtlich ist, sondern auch durch die Lymphbahnen und das Blut geht!

Die *Anzeichen* sind sehr starke Schmerzen während der Menstruation, die in die Schenkel und das Kreuz ausstrahlen, und die sich weder durch Ruhe noch durch die üblichen Schmerzmittel lindern lassen. Die Menstruation ist länger, stärker bzw. blutsturzartig. Auch der Enddarm kann bluten, falls der Verdauungstrakt befallen ist. Die Folge ist häufig Unfruchtbarkeit. Auch die Harnblase und das Wasserlassen schmerzen. Der Urin ist hell.

*Untersuchungen:* Beim Tasten von der Vagina her sind eine schmerzhafte Gebärmutter, vergrößerte und schmerzhafte

*Endometriose*

Eierstöcke, Eileiter und eine schmerzende knotige Verdickung an der Wand zwischen Enddarm und Vagina festzustellen. Eine Selbstuntersuchung mit dem Spekulum zeigt, vor allem am Ende des Zyklus, bläuliche Knollen an der Vagina. Sonst läßt sich mit einer Bauchspiegelung (evtl. Blasenspiegelung, Darmspiegelung) die Diagnose erhärten.

## Was empfiehlt die Schulmedizin?

Eine Behandlung, die die Produktion der Eierstockhormone stoppt, und zwar mit einer Hormontherapie. Dabei gibt es verschiedene Schulen: Die AnhängerInnen der Zwei-Phasen-Verhütungsmittel und die AnhängerInnen des Gestagens. In beiden Fällen wird die Menstruation und eine Abbruchblutung verhindert, die frau von der Pilleneinnahme kennt. Andere bevorzugen *Danazol* (Winobanin), das keinerlei östrogen- oder gestagenbedingte Wirkung hat, durch die die Krankheit unterstützt werden könnte. Es handelt sich um ein Mittel, das alle Hormone der Hypophyse hemmt. Die Eierstöcke erhalten also nicht mehr den Befehl, Östrogene und Gestagene abzugeben, die Menstruation findet ebenfalls nicht statt. Dieses Medikament ist allerdings nicht harmlos, denn es hat eine gewisse vermännlichende Wirkung: es treten Hitzewallungen auf, Akne, Behaarung und manchmal sogar eine Änderung der Stimme, die nicht rückgängig zu machen ist. Außerdem sollten Frauen es nicht nehmen, die Probleme mit Herz oder Nieren haben, denn es hemmt auch die Sekretion der harnhemmenden Hormone der Hypophyse. Eine Schwangerschaft wäre noch die beste Hormontherapie, aber das Wort Therapie paßt da wohl nicht.

Es bleiben Schmerzmittel, eine Psychotherapie und eventuell ein chirurgischer Eingriff. Auch da gibt es mehr oder weniger konservative Theorien. In der Mehrzahl der Fälle wird der Chirurg die Gebärmutter und die Eileiter entfernen. Einige erhalten die Eierstöcke oder Teile der Eierstöcke, je nach Ausbreitung der endometrischen Herde. Andere Chirurgen dagegen nehmen an, daß sie der Ausgangspunkt für eine neue

*Endometriose*

Endometriose sein könnten und entfernen sie lieber ganz, was eine verfrühte *Menopause* zur Folge hat. Je nach Fall kann auch eine Entfernung von Teilen des Verdauungstraktes notwendig erscheinen.

**Welche Alternativen gibt es?**

Im Frauengesundheitszentrum haben wir mehrere Frauen mit Endometriose behandelt, bisher mit leidlichem Erfolg. Diese Erkrankung scheint in den USA häufiger vorzukommen, dort befällt sie angeblich 3-15 % der gebärfähigen Frauen *(Ob.Gyn. NEWS*, Oktober 1980).

Frau Dr. Kousmine hat allerdings lange Erfahrung mit dieser Krankheit und einer möglichen positiven Beeinflussung durch Ernährungsveränderungen und Vitamintherapie. Mit beidem wird eine Therapie immer anfangen müssen. In punkto Ernährung können wir uns auch fragen, ob die übermäßige Anwendung von Hormonen in der Viehzucht (Kälber, Hühnchen) nicht auch mitverantwortlich für diese Krankheiten der Follikelhormonüberproduktion ist.

Die *Heilkunde mit Pflanzen und Spurenelementen* kann wertvolle Unterstützung bieten. Die Behandlung verfolgt mehrere Ziele:

- die Follikelhormonüberproduktion bremsen mit:
  Urtinktur: Steinsamen, Frauenmantel, Mönchspfeffer, Schafgarbe, Schwarze Johannisbeere;
  ätherischen Ölen: Zypresse, Ysop, Engelwurz, Oregano, Zitronenpelargonie;
  auch Plazentaextrakte wie Placenta CH1 als organotherapeutische Mittel können helfen (1 Trinkampulle jeden 2. oder 3. Tag).
- den Schmerz lindern:
  Urtinktur: Schotenklee, Salweide, Schwarze Bulte, Weißdorn, Wilder Jasmin, Schlüsselblume, Beinwell, Himbeere, Steinklee, Hydrastis, Hamamelis;
  ätherische Öle: Estragon, Basilikum, Engelwurz, Lavendel, Rosmarin, Kamille;

*Endometriose*

– eine Behandlung des Umfeldes:
Spurenelemente: Mg (Magnesium), Li (Lithium), Zn (Zink),
Cu (Kupfer), Mn (Mangan);
Urtinkturen: Schwarze Johannisbeere, Schachtelhalm, Himbeere, Wilde Brombeere, Wildes Stiefmütterchen. Auch
Umschläge mit Tonerde wirken wohltuend.

Wir wollen uns einige Pflanzen näher ansehen, zunächst einmal zwei, die *Gestagene imitieren* (Steinsamen, Mönchspfeffer,
Sarsaparilla, Frauenmantel, Schafgarbe, Rainfarn), nachdem
wir die östrogenähnlichen im Kapitel »Menstruation« behandelt haben.

STEINSAMEN (Lithospermum officinale)
Verwendet wird: die ganze Pflanze, Samen
Eigenschaften: harntreibend, löst Harnsteine auf (?), hemmt die
Funktion der Hypophyse, gestagenähnlich.
Indikationen: Gallen- und Harnsteine, Rheuma, Gicht, Amenorrhoe und immer, wenn frau einen Zyklus initiieren will;
Endometriose.
Aufguß: 2 Eßlöffel pro Tasse, 3 Tassen pro Tag

MÖNCHSPFEFFER (Vitex agnus castus)
Verwendet werden: Blätter
Eigenschaften: krampflösend, wirkt ausgleichend auf das
System von Vagus und Sympathikus, allgemeines Beruhigungsmittel, auch speziell für die Geschlechtsorgane; gestagenähnlich.
Indikationen: Herzklopfen, Schmerzen des Solarplexus,
Schwindelgefühl, Darmkrämpfe, Schlaflosigkeit, »psychische
Krankheit, die sich in einer gynäkologischen Erkrankung
äußert« (Leclerc), Amenorrhoe und immer, wenn frau einen
Zyklus initiieren will.

_Endometriose_

SALWEIDE (Salix alba)
Verwendet werden: Kätzchen (männliche Blüten), Blätter, Rinde
Eigenschaften: Beruhigungsmittel für die Geschlechtsorgane,
Mittel gegen Neuralgie, krampflösend, Beruhigungsmittel für
die Nerven, senkt Fieber, stärkt die Verdauung.
Indikationen: Schmerzen bei der Menstruation, Angstzu-
stände, Gallensteine, Übersäuerung des Magens, Fieber.
Aufguß der Kätzchen oder der Blätter: 1 Teelöffel pro Tasse, 1-3
Tassen pro Tag
Sud aus der Rinde: 20-35 g auf 1 Liter, 2-3 Tassen pro Tag

Die meisten anderen Pflanzen sind in den vorherigen Kapiteln
behandelt worden.

Beispiel: _Ein mögliches Behandlungsschema und seine Ergebnisse_
- Mn/Cu (Spurenelemente je nach Krankheitsbereitschaft,
  siehe Anhang 5).
- Plazentaextrakt (Placenta CH1; 1 Trinkampulle jeden 2. Tag).
- Während der _1. Phase des Zyklus:_ Urtinktur Schwarze Johan-
  nisbeere, Himbeere, Schachtelhalm, Brombeere, Wildes Stief-
  mütterchen (zu gleichen Teilen, 2 mal 40 Tropfen pro Tag).
- Während der _2. Phase des Zyklus:_ Urtinktur Steinsamen, Frau-
  enmantel, Schafgarbe, Mönchspfeffer, Hydrastis (zu gleichen
  Teilen, 2 mal 80 Tropfen pro Tag).
- Während der Menstruation:

| | |
|---|---|
| Urtinktur Gemeiner Fischfänger | |
| Urtinktur Wilder Jasmin | aa 3 g |
| Urtinktur Grieswurz | |
| Urtinktur Hamamelis | |
| Urtinktur Beinwell | aa 10 g |
| Urtinktur Schlüsselblume | |
| Himbeer-Alkohol-Lösung | qsp 100 ml |
| 100 Tropfen 3 mal pro Tag | |

Bei einer unserer Klientinnen im Genfer Frauengesundheitszentrum dauerte nach dieser Behandlung die 1. Menstruation

*Endometriose*

sieben Tage. Sie war zwar schmerzhaft, aber kürzer als die vorangegangene. Die 2. dauerte vier Tage, war weniger schmerzhaft und das auch nur wenige Stunden lang. Bei der 3. Blutung traten (geringe) Schmerzen in der Nacht auf, die aber keine Beruhigungsmittel nötig machten. Seit der 4. Menstruation nach dieser Behandlung hatte die Frau ganz ohne Medikamente oder Pflanzen überhaupt keine Schmerzen mehr. Dennoch wurde die Behandlung 4 weitere Monate fortgesetzt, und die Spurenelemente wurden verändert. Außerdem hat die Frau ihre Ernährung umgestellt, und während dieser Monate fand ein intensiver Dialog statt, den wir hier nicht wiedergeben können.

»Dann war es keine Endometriose!« wird man entgegenhalten. Die Diagnose war aber an der Gynäkologischen Poliklinik der Universität Genf auf eine Laparoskop-Untersuchung hin gestellt worden. Und die Frau hatte schon alle Hormonbehandlungen ausprobiert, die unter anderem ihr Kreislauf gar nicht vertrug. Seither nimmt sie nur noch Himbeere, und es geht ihr wunderbar!

Wenn diese Form der phytotherapeutischen Behandlung nicht ausreicht, ist eine Basistherapie mit Akupunktur oder Homöopathie in Betracht zu ziehen.

*Endometriose*

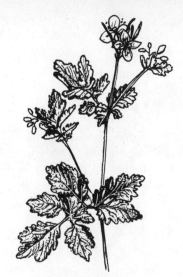

Großes Schöllkraut

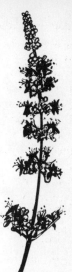

Mönchspfeffer

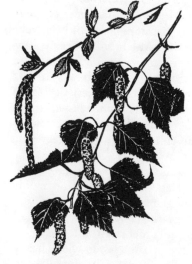

Birke

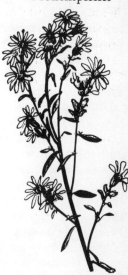

Gemeine Goldrute

# III. GUTARTIGE GESCHWÜLSTE

Hier wollen wir versuchen, die Dysplasien und Dystrophie (beides sind Zellatypien) zu behandeln, also jene tumoralen Prozesse bei Frauen, die nicht bösartig sind, und zwar die Brust-Zyste, das Gebärmutter-Myom, die Eierstock-Zyste und Dysplasien des Gebärmutterhalses.

Dieses Kapitel ist auch deshalb besonders wichtig, weil die Schulmedizin für diese Erkrankungen keine medizinische Behandlung weiß. Sie kennt nur die Chirurgie, entfernt den Tumor, entfernt das ganze Organ, elektrokoaguliert, vereist. Es geht immer darum, die anormalen Zellen zu zerstören, sie verschwinden zu lassen. Und wenn das getan ist, die Pille geben und hoffen, daß alles wieder in Ordnung kommt!

Wir behandeln hier die häufigsten gutartigen Geschwülste.

## 1. Brustzysten

Es gibt verschiedene Arten von Hypertrophien, das heißt von übermäßigen Entwicklungen der Brust, die das Epithelgewebe befallen können, die Drüse selbst, die Milchgänge oder das Fettgewebe. Die Brust, die normalerweise weich und schmerzlos ist, wird hart, körniger und schmerzempfindlich bzw. schmerzt stark, besonders vor der Menstruation. Längerfristig bilden sich richtige dicke Schichten. Diese harten Zonen lassen sich in beiden Brüsten fühlen, aber nicht unbedingt in symetrischer Anlage. Zuerst kann auch nur eine einzige, gut abgegrenzte Zyste auftreten.

Was die Schulmedizin an Erstaunlichem bietet, ist ihre Fähigkeit, den Tumor zu bestimmen. Dabei hilft die Mammographie (Röntgenbild der Brust). Thermographien (die Temperatur der Brust wird gemessen und in einer farbigen Karte aufgezeichnet) haben den Vorzug, daß sie die Brüste nicht bestrahlen, aber als einzige Diagnostik sind sie nicht sehr zuverlässig. Die sicherste Methode bleibt immer noch die Biopsie mit einer Nadel, jedoch nur, wenn der Tumor direkt punktiert wird, denn die Untersuchung der Zellen ist unbedingt nötig zur Bestimmung des Tumors.

ChirurgInnen sagen oft, daß sie sich der Diagnose erst sicher sein können, wenn das ganze Gebilde entfernt ist! Oft schlagen sie den Frauen vor, vor der Entfernung des Tumors einer eventuellen Brustamputation zuzustimmen, falls der Tumor sich als bösartig herausstellt. Angeblich wollen sie den Frauen eine zweite Narkose (?) ersparen, aber sie haben vor allem sehr große Angst davor, daß ihr Eingriff eine Streuung der Krebszellen (durch das Blut oder die Lymphe) begünstigt. Jede Frau hat das absolute Recht, zuerst einmal die Diagnose zu erfahren und Zeit zu haben, damit sie überlegen kann, welche Behandlung ihr am angebrachtesten erscheint! Laßt diese Operation nur unter zwei Bedingungen mit euch machen: 1. daß die Brust nicht während derselben Operation entfernt wird und 2., daß ihr gut vorbereitet zum Operationstisch kommt (s.S.192f.).

Aber bleiben wir bei der Möglichkeit, daß die Frau das Glück hat, mit ihren beiden Brüsten wieder aufzuwachen und vielleicht sogar die ganze Sache vergißt – ebenso wie die Warnung, die sie bedeutete. Die Neigung zu Zysten erhöht das relative Risiko, an Brustkrebs zu erkranken, um das Dreifache! Außerdem wird durch die harten Gebilde in der Brust die Untersuchung erschwert, da sie nicht mehr in die Tiefe gehen kann, auch das erhöht das Risiko, daß ein Krebs erst später erkannt wird. (Zum Abtasten der Brüste siehe Kapitel IV.)

**Auf welchem Umfeld wachsen die Zysten?**

Ganz allgemein bei Frauen, die mehr aufnehmen, als ihr Körper verdauen und ausscheiden kann, nicht nur unter quantitativem, sondern auch unter qualitativem Aspekt: zu große Mengen von tierischem Eiweiß (Fleisch, Butter, Milch, Eier, Käse), zu stark behandelte Nährstoffe (weißes Mehl, weißer Zucker) und im allgemeinen alles, was zu stark zerkocht, mit Butter und Sahne gedünstet ist. All das führt zu einer Ernährung, der es an Mineralien und Vitaminen mangelt und die zusätzlich sehr

*Brustzysten*

schwer verdaulich ist. Solche Frauen neigen zu Verstopfung, zu einer *erschwerten Ausscheidung* bei Leber und Nieren, was sich durch Kopfschmerzen, pickelige Haut, Blähungen, vermehrte Sekretion (Augen, Bronchien, Vagina ...) anzeigt. Frau Dr. Kousmine hat seit über 40 Jahren degenerative Krankheiten wie Krebs, chronische fortschreitende Polyarthritis und Multiple Sklerose behandelt. Sie hat die Theorie entwickelt, daß sich, wenn es der *Leber* nicht mehr gelingt, den Organismus zu »entgiften«, eine »zweite Leber« bildet in Form einer Zyste, eines Fibroms oder einer Gelenkentzündung, in denen die Giftstoffe abgelagert werden. Deshalb sind NaturheilkundlerInnen nicht so schnell dabei, solche Zysten wie alle anderen gutartigen Tumore zu entfernen, bevor nicht grundsätzlich etwas verändert wurde. Denn die Zyste hat ja offenbar die Funktion, das Gleichgewicht wieder herzustellen.

Eine weitere Gemeinsamkeit bei Frauen, die zu Zysten neigen, ist eine *Kreislaufschwäche*. Diese kann sich in schweren Beinen, einer Neigung zu Krampfadern und Hämorrhoiden usw. ausdrücken. Wenn die Blutzirkulation schlecht ist, ist der Zellstoffwechsel noch schwieriger, und es tauchen anormale Gebilde auf. Aber es gibt noch zwei Schlüsselelemente bei der Neigung zu Zysten: das eine ist das *hormonelle Zusammenspiel* und das andere *der Streß.*

Es ist bekannt, daß die Brüste mit den Sexualhormonen verbunden sind (FSH; LH, LTH, Östrogene, Gestagene, Prolaktin); die Brüste können am Ende des Zyklus angeschwollen und schmerzempfindlicher sein, da dann der Hormonspiegel im Blut am höchsten ist (siehe Kapitel I). Es ist möglich, daß aufgrund eines relativen Ungleichgewichtes zwischen Östrogenen und Gestagenen beispielsweise (Hyperöstrogenämie oder Hypergestagenämie) zu viele Hormone in die Brustdrüse gelangen. Streß und Nervosität ohne eine Veränderung der Lebensumstände zu vermindern ist sicher nicht die einfachste Aufgabe! Anscheinend erhöht Nervosität die Durchlässigkeit der Darmschleimhaut für Giftstoffe, die die Leber nicht mehr ausscheiden kann und die dann in die Brust gelangen.

*Brustzysten*

Die *Behandlung* wird also darauf abzielen, Verdauung und Ausscheidung zu verbessern, die Durchblutung anzuregen, was den Zellaustausch erhöht und damit auch die »Säuberung«. Zunächst zur *Veränderung* in der *Ernährung:*
Die Nährstoffe sollten so wenig wie möglich behandelt sein, Rohkost ist vorzuziehen (Gemüse, Früchte, Körner) und außerdem lieber pflanzliches Eiweiß als tierisches. Regelmäßige Mahlzeiten (wer kann das?), die am Morgen und am Mittag reichhaltiger sind als am Abend, mit besonderer Vorsicht am Ende des Zyklus.
Äußerlich angewendet wirkt *Tonerde* Wunder wegen ihrer ableitenden Eigenschaften. Achtung: Die Schmerzen können sich anfangs noch verschlimmern! Es wird eine 1/2 cm dicke Schicht von in Wasser angerührter Tonerde (kalt bis lauwarm) auf die Brüste aufgetragen – trocknen lassen! 1 mal am Tag, mit einer Unterbrechung von 1 Woche während der Menstruation.

Unter den *Pflanzen,* die in diesem Zusammenhang wichtig sind, wollen wir folgende nennen:

- für die Verdauung: Urtinktur Faulbaum, Sennesblätter, Artischocke, Gurkenkraut, Rhabarber, Süßholz, Holunder, Malve, Minze;
- für die Leber: Urtinktur von Löwenzahn, Knoblauch, Boldo, Condurango, Curry, Kinkelibah, Linde, Rosmarin;
- für die Harnwege: Urtinktur von Schachtelhalm, Kleines Habichtskraut, Birke, ebenfalls Linde;
- für die Durchblutung: Urtinktur von Rankendem Efeu, Rote Weinrebe, Eberesche, Roßkastanie, Heidelbeere, Zypresse, Hamamelis (die Schlüsselpflanze gegen Hämorrhoiden), Hydrastis;
- hormonregulierende Pflanzen: Mazerat von Himbeere, Schwarze Johannisbeere, Urtinktur von Heckenrose;
- die beruhigenden Pflanzen (in Ermangelung eines besseren): Urtinktur von Baldrian, Melisse, Weißdorn, Saathafer, Wiesenkuhschelle, Pfingstrose, Schlüsselblume, Passionsblume.

*Brustzysten*

Beispielsweise empfiehlt sich das folgende Schema:

- eine Pflanze mit hormoneller Zielsetzung, Himbeere (wenn die Menstruation stark ist), Schwarze Johannisbeere (wenn die Menstruation nicht sehr stark ist) oder auch Birke (Betula pubescens) als Glyzerinmazerat der Knospen in 1. Dezimalverdünnung (D1), 30-50 Tropfen morgens auf nüchternen Magen;
- eine Kombination aus einigen dieser Pflanzen, die die Ausscheidung begünstigen:

Urtinktur Artischocke ⎫
Urtinktur Boldo ⎬ aa 5 g
Urtinktur Erdrauch ⎭

Urtinktur Condurango ⎫
Urtinktur Kinkelibah ⎭ aa 3 g

Urtinktur Rosmarin ⎫
Urtinktur Curry ⎭ aa 6 g

Urtinktur Schachtelhalm 10 g

Urtinktur Olive (Olea europea) zu 10 % verdünnt qsp 160 ml
40 Tropfen vor den Mahlzeiten, am Mittag und Abend

- eine Kombination von Pflanzen gegen Durchblutungsschwächen:

Urtinktur Heidelbeere ⎫
Urtinktur Zypresse ⎭ aa 3 g

Urtinktur Rote Weinrebe ⎫
Urtinktur Hamamelis ⎪
Urtinktur Kreuzkraut ⎬ aa 6 g
Urtinktur Hydrastis ⎪
Urtinktur Roßkastanie ⎭

Alkohol-Lösung von Eberesche qsp 90 ml

3 mal 30 Tropfen pro Tag

*Brustzysten*

– eine Kombination zur Beruhigung, wenn frau das Bedürfnis danach hat, sollte nur vorübergehend angewendet werden:

Urtinktur Saathafer
Urtinktur Stinkandorn          aa 6 g
Urtinktur Wiesenkuhschelle
Tinktur Baldrian*
Urtinktur Weißdorn
Urtinktur Pfingstrose           aa 3 g
Urtinktur Schlüsselblume
Alkohol-Lösung von Melisse      qsp 120 ml

50 Tropfen beim Schlafengehen


– Tonerde-Umschläge in einer 3-Wochen-Kur, außer während der Menstruation; zur Förderung der Durchblutung: Brustmassage im ganzen Bereich oberhalb der Grenze zum Brustkorb;
– und zum Schluß eventuell ein Spurenelement, je nach Krankheitsbereitschaft.


*Ergebnisse:* In unserer Praxis hat diese Art von Behandlung nicht vermocht, viele schon vorhandene Gebilde zurückgehen zu lassen, aber sie hat auf jeden Fall erreicht, daß sie weicher wurden und nicht weiterwuchsen.


* Siehe Anmerkung zu Baldrian S.147.

## 2. Gebärmuttermyome

Das Myom ist eine der häufigsten Geschwülste der Gebärmutter. Meist ist der ganze Muskel fibrös, aber es können sich auch ein oder mehrere gut abgegrenzte Gebilde in einem Teil des Uterus formen (intraligamentäres Myom, intramurales Myom, submuköses, subseröses Myom).

Im allgemeinen bereitet ein Myom keine Schmerzen, die Frau kann allenfalls sein Gewicht fühlen oder den Druck, wenn es größer wird. Solange es klein ist, wird es meist nicht bemerkt. Das erste Anzeichen ist, daß es zu sehr starken bzw. blutsturzartigen Menstruationen kommt, weil der fibröse Muskel seine Elastizität verliert und sich nicht mehr so gut zusammenziehen kann. In diesem Stadium sind die Myome leicht durch ein Abtasten mit beiden Händen (2 Finger in der Vagina und die andere Hand auf dem Unterbauch) zu finden. Die Gebärmutter ist vergrößert (sie kann bis zum Nabel gehen) und sehr viel fester als gewöhnlich, oder eine kugelige Masse ist tastbar.

Wenn eine Frau wegen der Blutungen zum Arzt geht, schlägt der ihr sogleich eine Biopsie vor, um die Art der Geschwulst festzustellen. Gleichzeitig eine Curettage (die ganze Schleimhaut wird in einem Mal entfernt), um den Blutungen ein Ende zu setzen. Nach 2-3 Curettagen wird er den ganzen Uterus herausnehmen wollen, da er keine einzige medizinische Behandlung kennt. Das Herausschneiden des Tumors allein ist nicht immer möglich, da die Gebilde oft sehr zahlreich und in den Muskel eingewachsen sind.

Bei der Untersuchung mit dem Spekulum gibt es einen Typ von gutartigen Geschwülsten, den frau sehen kann, das ist der *Polyp* (eine Wucherung, die an einem Fuß heraushängt), der aus dem Gebärmutterhals herausragt, anfälliger ist und leicht blutet. Diese Art Geschwulst entwickelt sich bei Frauen zwischen 25 und 45 Jahren. Sie ist verbunden mit Sexualhormonen, genauer gesagt mit einer Follikelhormonüberproduktion, ebenso wie die übermäßigen Blutungen, von denen sie meist begleitet ist.

_Gebärmuttermyome_

## Woher kommen diese Myome?

Der Mechanismus ist der gleiche wie bei der Brust-Zyste bzw. der »zweiten Leber«. Warum wählt der Organismus aber hier die Gebärmutter und nicht die Brust? Ein Rätsel! Heilmethoden, die auf die betroffene Frau abgestimmt sind, wie die Homöopathie und die Akupunktur, können sich diese Fragen stellen. Wir können erstmal nur feststellen, daß die Energie im kleinen Becken schlecht zirkuliert. Das geht einher mit einer Tendenz zur Gewichtszunahme (Zellulitis) und zu Blutandrang in dieser Zone am Ende des Zyklus.

Sehr viele Frauen haben dieses Problem. Es zeigt, wie schlecht diese Region, die gleichzeitig die der Sexualität ist, von unserer Zivilisation erforscht ist. Abgesehen davon, daß wir einen ganzen Berg von Vorurteilen und Tabus abtragen müßten, um das zu ändern, können wir zwei einfache Methoden vorschlagen: die eine besteht darin, daß frau ein _kaltes Sitzbad_ nimmt. Diese »ergreifende« Methode belebt die örtliche Durchblutung in wohltuender Weise! Die andere ist das _Yoga von Aviva. Steiner_ (s.S.37). Eine grundlegende Übung, das Schleudern des Beckens, verhilft ebenfalls zu einer verbesserten Zirkulation der Energie. Bei diesen Übungen hat die Atmung eine große Bedeutung; es wird dabei empfohlen, sich vorzustellen, daß eine Frau mit der Vagina ein- und ausatmet!

Die _Behandlung_ hat die gleichen Zielsetzungen wie bei der Brust-Zyste:

- verbesserte Ernährung
- die Follikelhormonüberproduktion bremsen
- die Ausscheidung von Leber und Niere begünstigen
- die allgemeine und lokale Durchblutung verbessern
- die Nervosität bekämpfen (wenn nötig)

_Wir können zum Beispiel folgendes Schema vorschlagen,_ das ebenso für die Polypen oder Polyposen gilt, die auch hierher gehören:

*Gebärmuttermyome*

– um die Follikelhormonüberprüfung zu bremsen, hier eine reichhaltigere Mischung als für die Brust-Zyste (Pflanzen zur Auswahl):

| | |
|---|---|
| Urtinktur Schwarze Johannisbeere | |
| Urtinktur Steinsamen | |
| Urtinktur Frauenmantel | |
| Urtinktur Mönchspfeffer | aa 10 g |
| Urtinktur Schafgarbe | |
| Urtinktur Wildes Stiefmütterchen | |
| Urtinktur Mammutbaum* | |
| Alkohol-Lösung von Thymian | qsp 120 ml |

1 Teelöffel am Morgen vor der Mahlzeit

– ein Entschlackungsmittel wie auf S.168
– eine durchblutungsfördernde Mischung wie auf S.168
– *im Fall von Blutungen:*

| | |
|---|---|
| Urtinktur Beinwell | |
| Urtinktur Eisenkraut | |
| Urtinktur Berberitze | 10 g |
| Tinktur Ratanhia | |
| Urtinktur Hamamelis | |
| Urtinktur Besenginster | 4 g |
| Alkohol-Lösung von Kleiner Bibernelle | qsp 60 ml |

100 Tropfen 3 mal pro Tag

– Mn (Mangan) als Spurenelement, 3-4 mal pro Woche
– *Tonerde*, äußerlich angewendet, Kuren von 3 Wochen, mit Unterbrechung während der Menstruation (Zubereitung der Tonerde s.S.122), und
– eine Mischung zur Beruhigung, wenn nötig, s.S.169

* Siehe Anm. S.182.

_Gebärmuttermyome_

Ergebnisse: Dies ist sicher eines der erstaunlichsten Kapitel der Pflanzenheilkunde in der Gynäkologie. Von 50 Frauen, die wir wegen Myomen behandelt haben, ließen sich letzten Endes nur 2 operieren. Die Blutung sollte 3 Monate nach Behandlungsbeginn aufhören, und eine Rückbildung kann nach 6monatiger Behandlung beginnen – je nachdem, wieviel Energie die Frau dafür aufbringen kann. Eine unterstützende Therapie muß über 1 bis 1,5 Jahre fortgesetzt werden. Bei den 40-50jährigen Frauen, die durch die Menopause bald von dem Problem befreit werden, sind die Ergebnisse besser als bei jüngeren Frauen, vor allem wenn diese noch ein Kind bekommen möchten. Die Schwangerschaftshormone fördern die Myombildung.

# 3. Eierstockzysten

Diese gutartigen Geschwülste bilden sich im Inneren des Eierstockgewebes und schaffen einen Hohlraum, der mit einer mehr oder weniger klaren Flüssigkeit gefüllt ist.* Es gibt auch dermoide Zysten ohne Flüssigkeit, die aus Gewebe gebildet sind, das Zähnen, Haaren etc. ähnlich ist.

*Achtung:* Eine Pille mit einer zu geringen Dosis, das heißt, eine Pille, deren hemmender Effekt auf die Hypophyse nicht ausreicht, kann eine Eierstockzyste zur Folge haben! Abgesehen davon weiß die Medizin nicht, warum sich im Eierstock eine Verstopfung bildet und daraus eine Zyste entsteht. Ob das nun unter dem Einfluß des Follikelhormons (FSH) geschieht, d.h. während der ersten Phase des Zyklus, oder unter dem Einfluß des Luteins (LH) in der zweiten Phase. – Es kann sein, daß eine Etappe ausfällt, eine Zyste sich bildet und spontan zurückgeht. Wir sprechen dann von einer funktionellen Zyste. Eine Zyste kann sowohl bei einer Kontrolluntersuchung festgestellt werden wie auch bei verstärktem Ausfluß, Problemen mit der Menstruation oder dem Zyklus (prämenstruelle Anzeichen), bei Schmerzen im kleinen Becken, bei Unfruchtbarkeit oder selbst bei Schwierigkeiten mit der peripheren Durchblutung!

Die *häufigsten Anzeichen* sind dennoch starke Schmerzen, eine Harnverhaltung, Beschwerden am Anus und Schwierigkeiten beim Stuhlgang. Beim Tasten kann frau einen vergrößerten Eierstock fühlen. Ein Eierstock kann zwar vorübergehend vergrößert sein, ohne daß das anormal ist, aber wenn das Gebilde länger als zwei Zyklen besteht, ist zu vermuten, daß es eine Geschwulst ist.
Bei einem Gebilde am Eierstock muß unterschieden werden zwischen: einer entzündlichen Verletzung als Folge einer

---

\* Eine Zyste entsteht und vergrößert sich in der Hauptsache durch Sekretion in schon vorhandenen Hohlräumen, z.B. Eierstockfollikeln. Solange die Sekretion anhält, nimmt die Zyste an Größe zu.

*Eierstockzysten*

chronischen Infektion (z.B. Abszeß von Gonokokken), einem gutartigen Tumor (Retentions- oder funktionelle Zyste), Hämorrhoiden oder blutgefüllten Zysten, einer akuten Gefahr (Torsion einer Zyste, Bauchhöhlenschwangerschaft) oder auch einer Eileiterentzündung oder Endometriose und schließlich einem bösartigen Tumor! Wie ihr merkt, sind die Möglichkeiten sehr zahlreich, und zur Diagnose ist eine Spezialistin bzw. ein Spezialist nötig, oft auch eine Laparoskopie oder Laparotomie (Öffnung des Abdomen). Wenn die Diagnose einmal gestellt ist, können wir sagen, daß bei funktionellen Zysten und gutartigen Geschwülsten (Fibrom des Eierstocks, sklerozystische Dystrophie) eine Behandlung ohne Operation wohl möglich ist. Andere meinen sogar, wenn funktionelle Zysten von alleine verschwinden, gebe es keinen Grund, sie zu behandeln! Bei dieser Gelegenheit möchten wir uns gegen die allzu häufige Einstellung der SchulmedizinerInnen wenden, die die Pille verschreiben, um die Eierstöcke »ruhig zu stellen«; dabei ist es sehr zweifelhaft, ob diese Ruhe die Wiederherstellung eines normalen Zyklus erleichtert.

*Gibt es auch andere Möglichkeiten?*

Einmal mehr kann die Behandlung mit Pflanzen nützlich sein mit ihren:

- »Bremsern«: Urtinktur Mönchspfeffer, Steinsamen, Frauenmantel, Schafgarbe, Schwarze Johannisbeere;
  ätherische Öle: Zypresse, Ysop, Engelwurz, Oregano, Salbei, Bohnenkraut, Zitronenpelargonie und obwohl sie keine Pflanzen sind, haben Mamma- und Plazentaextrakte hier ihren Platz.
- Beruhigungsmitteln: Urtinktur Schotenklee, Salbei, Schwarze Bulte, Weißdorn, Passionsblume, Wiesenkuhschelle, Baldrian, Großes Schöllkraut, Pfingstrose, Wiesengeißbart, Escholtzia;
  als ätherische Öle: Estragon, Öl der Orangenblüten, Oregano, Basilikum, Engelwurz, Lavendel.

*Eierstockzysten*

- »Schmerzstillern«: Urtinktur Schlüsselblume, Gemeiner Fischfänger, Wilder Jasmin, Grießwurz, Hydrastis, Hamamelis, Beinwell, Berberitze, Himbeere, Rainfarn, Steinklee; ätherische Öle zusätzlich zu den vorangegangenen: Rosmarin, Kamille, Minze.
- Entschlackungsmittel für Galle und Leber: Urtinktur Rettich, Boldo, Löwenzahn;
  für Harnwege: Urtinktur Stechmyrthe, Kleines Habichtskraut, Schachtelhalm, Lespedeza, Goldrute, Pappel.

Auch *Spurenelemente* können helfen: Mg (Magnesium), Li (Lithium), Mn-Cu (Mangan-Kupfer), Zi (Zink), Co (Kobalt).

Zum Schluß und als Ergänzung wollen wir noch *Tonerde* als Umschlag oder zum Einnehmen erwähnen (s.S.122 und Anhang 2).

Wir haben bei Eierstockzysten auch gute Ergebnisse mit der Homöopathie erzielt.

# 4. Fehlbildungen des Gebärmutterhalses

Diese gutartigen mikroskopisch kleinen Zellatypien am Gebärmutterhals haben einen besonderen Platz in diesem Kapitel. Sie existieren nur, weil der Zellabstrich zur Früherkennung (der sogenannten Papanicolaou oder »Pap«) existiert! Im gutartigen Stadium haben sie keinerlei Anzeichen, und frau kann sie nicht bemerken. Der Pap dient der Früherkennung von Krebs, die Dysplasien sind aber kein Krebs, sie gehören eher zu den gutartigen Tumoren, deshalb ist ihr Platz in diesem Kapitel. Meist informieren die SchulmedizinerInnen Frauen nicht über die Namen dieser anormalen Zellen, um sie nicht zu erschrecken, und empfehlen:

– Wenn eine Dysplasie festgestellt ist (leichte, mittlere oder ausgeprägte Dysplasie s. Abb. S.178), eine Elektrokoagulation, eine Kältebehandlung oder in letzter Zeit Laserstrahlen.
– Bei einer ausgeprägten Dysplasie: Konisation (Entfernung eines Teils aus dem Gebärmutterhals). Es ist bekannt, daß Gebärmutterhalskrebs sich sehr langsam entwickelt, eine Kontrolle alle 6 Monate reicht also aus. Danach ein Pap jedes Jahr. Auf diese Weise wissen die Frauen zwar, daß sie eine Elektrokoagulation hatten, aber nicht, ob es wegen einer Dysplasie oder einer Ektropie war!

Ihr solltet wissen, daß die Kältechirurgie eine Narbe auf dem Gebärmutterhals hinterläßt und daß dadurch die Früherkennung schwierig wird. Außerdem können diese wiederholten Behandlungen eine natürliche Erweiterung des Gebärmutterhalses bei einer Entbindung verhindern.

Frauen, die mindestens zwei normale Abstriche nacheinander hatten, können sich jedoch nach den Statistiken des Zytologischen Zentrums von Genf damit begnügen, nur alle zwei Jahre eine Früherkennungsuntersuchung vornehmen zu lassen. Vorausgesetzt, daß sie die Pille nicht nehmen, die zu einer Verschlechterung beiträgt. Sobald auf den Ergebnissen des Zytologielabors nicht mehr der Stempel »Wir haben keine Zellen

*Fehlbildungen des Gebärmutterhalses*

entdeckt, die einen Verdacht auf Bösartigkeit erregen« auftaucht, ziehen wir es im Frauengesundheitszentrum vor, den Frauen den Namen ihrer zellulären Anomalie zu nennen. Wir wollen dieses Vokabular entmystifizieren und Frauen selbst die Informationen in die Hand geben.

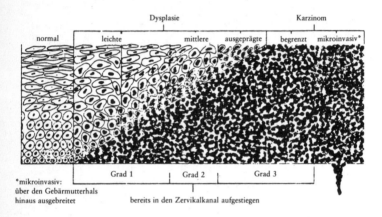

Das ist nicht gerade beliebt und einfach und bringt zahlreiche unnötige »Flips« mit sich. Wir bemühen uns, vorsichtiger und einfühlsamer in unseren Erklärungen zu sein; auf das Informationsprinzip, das uns teuer ist, wollen wir aber nicht verzichten. Bei der Diagnose einer leichten Dysplasie haben wir den Frauen immer die Methoden der Schulmedizin offengelassen, aber auch *Alternativen angeboten*. Zunächst haben wir eine Zubereitung für die örtliche Anwendung vorgeschlagen, d.h. als Tampons, die an den Gebärmutterhals gelegt werden, z.B. während der Nacht (eine Mischung, die wir schon bei Cervizitis und Ektopie behandelt haben):

| | |
|---|---|
| Süßmandelöl | 60 g |
| Weizenkeimöl | 20 g |
| ätherisches Öl von Thuya | 10 g |
| ätherisches Öl Zypresse | 10 g |

## Fehlbildungen des Gebärmutterhalses

Zone der *Regeneration* oder Umstellung: Als Folge einer Aggression in der Gebärmutterschleimhaut findet ein Wiederaufbau der Schleimhaut mit normalen Zellen statt.

*Übergangszone:* Zone zwischen dem Drüsengewebe (endozervikal) und der Zone ohne Drüsenzellen (exozervikal), sie bildet einen weißen Saum, der das Jod nicht aufnimmt.

*Ektopie:* Ausbreitung der endozervikalen Schleimhaut auf die Außenfläche des Gebärmutterhalses (Portio). Diese Schleimhaut ist anfälliger und weniger darauf vorbereitet, die Reizungen des Vaginalmilieus zu unterlaufen, sie ist deshalb häufiger entzündet bzw. sie blutet. Eine Ektopie kann auf eine Schwangerschaft, eine Abtreibung oder auf orale Kontrazeptiva zurückzuführen sein.

*Leukoplakie:* Von Leuko = weiß und Plakie = Platte. Bezeichnet eine weiße Platte auf einer Schleimhaut, die von unterschiedlicher Herkunft sein kann. Eine Keratin-Schicht bildet sich und löst sich in Platten oder Schuppen ab.

*Epidermoide Metaplasie:* Umwandlung des Epithels (Schicht, die die Schleimhaut überkleidet), die normalerweise nicht »hornig« ist, in ein Epithel, das der Haut gleicht (daher dermoid). Dies findet normalerweise als Antwort auf eine chronische Reizung der Schleimhaut statt und ist für sie ein völlig normales Verteidigungsmittel.

*Parakeratose:* Eine Veränderung im Aussehen des Epithels, das seine Dicke vermindert und mehr Keratin »bildet« (hornige Schicht, vergleiche epidermoide Metaplasie). Wird nicht als Praekanzerose angesehen.

*Feigwarzen:* Warzen, die durch eine lokale Wucherung der Schleimhaut gebildet werden. Ursache ist ein Virus. Sie können sich auf der Vulva, der Vagina, dem Gebärmutterhals, dem Damm, dem Anus oder dem Glied finden.

*Gebärmutterpolyp:* Wucherung des Drüsengewebes, die sich im Gebärmutterhals oder in der Gebärmutter bildet und aus dem Gebärmutterhals herausragt. Oft ist sie mit einer dermoiden Metaplasie verbunden, und die Oberfläche des Polypen kann ein Geschwür bilden oder bluten (Kontaktblutung). Bösartige Entwicklung ist sehr selten.

*Dysplasie:* Umwandlung der Zellen in ihrer Form und Organisation (d.h. Atypie) und eine Vermehrung der Mitosen (verstärktes Wachstum, Zellkerne sind größer). Nach der Stärke der Umwandlung unterscheiden wir drei Stadien: leichte Dysplasie, mittlere und ausgeprägte; bösartige Entwicklung möglich, aber nicht unabdingbar; eine spontane Rückbildung ist möglich.

*Fehlbildungen des Gebärmutterhalses*

Aber nach einigen Monaten haben wir es aufgegeben. Wir hatten nämlich festgestellt, daß die tägliche Anwendung die Frauen zu stark auf ihren Gebärmutterhals »fixierte«, ob sie nun wirksam war oder nicht! Trotzdem müssen wir auf die Erfolge bei der Behandlung von Dysplasien, die flache Läsionen hervorrufen (zum Beispiel Kondylome), mit dem ätherischen Öl Niaouli (Melaleuca quinquinervia) hinweisen. Im allgemeinen ziehen wir es vor, zuerst Probleme wie die Ernährung anzugehen und andere Risikofaktoren von Krebs (Pilleneinnahme, Zigaretten, andere Drogen, Umwelt usw.). Zur Vorbeugung kann eine Entschlackungsmischung angewendet werden, die wir von Dr. Tétau und Dr. Bergeret haben (siehe Anhang 6). Sie kann wirksam sein, obwohl sie wieder den gleichen Nachteil hat, daß sie eine passive Konsumhaltung entwickelt, was bei dieser Art von Problemen nicht ausreicht:

| | |
|---|---|
| Urtinktur Kleines Habichtskraut | |
| Urtinktur Löwenzahn | aa 30 g |
| Urtinktur Knoblauch | |
| Urtinktur Großes Schöllkraut | |
| Urtinktur Faulbaum | aa 20 g |

3 mal 20 Tropfen pro Tag

Aber unleugbar am interessantesten wäre, sich auf das *Umfeld* der Person zu verlegen, ihre eventuelle Krebsdisposition, ihre anderen Stärken und Schwächen kennenzulernen und auf dieser Ebene zu handeln. Die Naturheilkunde kennt heute zum Glück einige Möglichkeiten. Wir nennen nur: Irisdiagnostik (Untersuchung der Iris des Auges), Untersuchung von Heitan-Lagarde, Bioelektrik von Vincent, die sensible Kristallographie (siehe Anhang 6) und schließlich die Tests von Vernes, die wir im nächsten Kapitel darstellen.

Zum Schluß wollen wir uns einige *Pflanzen,* die wirksam sein können, im einzelnen betrachten:

*Fehlbildungen des Gebärmutterhalses*

FAULBAUM (Rhamnus frangula)
Verwendet wird: Rinde des Strauches, die über 1 Jahr lang getrocknet wurde.
Eigenschaften: in kleinen Dosen Abführmittel, das den Darm nicht reizt, stimuliert die Sekretion der Gallenblase, Wurmmittel, fördert die Wundheilung.
Indikationen: spastische Verstopfung (für schwangere Frauen ungefährlich), Insuffizienz der Galle, Fettleibigkeit, Zellulitis, Kreislaufstörungen, Darmparasiten.
Abkochen und zersetzen lassen: 2 Teelöffel von der Rinde auf 150 g Wasser, am Abend zu trinken.
Flüssiger Auszug: 1-2 g pro Tag
Urtinktur: 15-20 Tropfen, 3 mal pro Tag


LÖWENZAHN (Taraxacum officinale)
Verwendet werden: Wurzel, Blätter, Knospen
Eigenschaften: bitteres Stärkungsmittel, Aperitif, entschlackt Leber und Galle, vermindert Blutandrang, blutreinigend, harntreibend, kreislaufanregend.
Indikationen: Entzündung der Gallenblase, Insuffizienz und Reizung der Leber, Steinleiden, erhöhter Cholesterinspiegel im Blut, Hauterkrankungen bei Leberkranken (Ekzem, Furunkel), Rheuma, Niereninfektionen, Verstopfung, Hämorrhoiden, Fettleibigkeit, Zellulitis. Einige AutorInnen meinen, Löwenzahn hätte eine krebsbekämpfende Wirkung!
Urtinktur: 15-20 Tropfen, 2-3 mal pro Tag.
Salatkur in der entsprechenden Jahreszeit, auch die Knospen nicht wegwerfen!
In der *Homöopathie* ist Taraxacum ein Naturheilmittel zum Harntreiben, besonders bei »einer Zunge wie eine Landkarte«.
Auch in der *chinesischen Medizin* ist Taraxacum wohlbekannt und wird unter anderem bei chronischen Beckenentzündungen und Brustentzündungen benutzt.

*Fehlbildungen des Gebärmutterhalses*

MAMMUTBAUM (Sequoia gigantea)*
Es handelt sich tatsächlich um den Riesenbaum in Kalifornien, der 2000 Jahre und älter werden kann! Sequoia ist ein Stärkungsmittel und hat eine nachgewiesene Wirkung auf die urogenitale Sphäre. Er ist indiziert bei Fällen von Prostatahypertrophie beim Mann und Myom bei der Frau.
Glyzerinmazerat der Knospen: 50-150 Tropfen pro Tag

GROSSES SCHÖLLKRAUT (Chelidonium majus)
Verwendet werden: Wurzeln und Blätter.
Eigenschaften: krampflösend, blutdrucksenkend, erhöht die Sekretion der Gallenblase, Krebsmittel (?), Hühneraugenmittel, Wurmmittel, Entschlackungsmittel.
Indikationen: Angina pectoris, arterieller Bluthochdruck, Asthma, Magen- und Zwölffingerdarmbeschwerden, Erkrankungen der Leber und Galle, Syphilis (?), Darmparasiten, Magenkrebs.
Äußerliche Anwendung: Warzen, Hühneraugen, Schwielen (hier wird der frische Saft genommen, jedoch nur für diesen einen Zweck).
Aufguß: 15 g auf 1 Liter, 3 mal pro Tag
Urtinktur: 2-5 g pro Tag
*Achtung:* Das Große Schöllkraut ist sehr giftig, wenn es eingenommen wird. Es ist deshalb in der Selbstmedikation nicht empfehlenswert!

---

\* Ist eine dieser Pflanzen auf dem Markt nicht zu finden, bedeutet das nicht, daß die Mischung unbrauchbar ist. Schon eine einzige Pflanze kann eine hormonüberproduktionsbremsende Wirkung haben. Eine Mischung sollte maximal 4-5 Pflanzen enthalten, davon eine steroidähnliche, drei gestagenähnliche und eine als Verdünnungsmittel.

# IV. KREBS

Wie viele Rätsel und wie viele Ängste umgeben den Krebs! Er ist tatsächlich eine der Krankheiten mit den meisten Todesfällen, zusammen mit den Herz-Kreislaufleiden. Und dennoch lassen letztere in der Bevölkerung nicht die gleichen tiefverankerten, irrationalen Ängste aufsteigen, die Krebskranke dermaßen isolieren, als seien sie die Pestkranken der modernen Zeit! Aus diesem Grund können Selbsthilfegruppen von Krebskranken und von Angehörigen Krebskranker eine ungeheuer wichtige Arbeit in der Unterstützung, Information und Beratung leisten.

## Die Vorgänge bei der Entstehung von Krebs

Bevor wir uns mit den Krebsarten befassen, die bei Frauen am häufigsten auftreten – Brustkrebs-, Gebärmutter- und Gebärmutterhalskrebs (Corpus-Zervixkarzinom) –, wollen wir auf die Vorgänge eingehen, die dabei eine Rolle spielen, oder zumindest auf das wenige, was bisher darüber bekannt ist.

Da ist zunächst ein Vorgang, der mit einer »zweiten Leber« vergleichbar ist. Er wurde bei den gutartigen Geschwülsten bereits erörtert und kommt auch beim Krebs vor. Allerdings reicht dies als Erklärung nicht aus, denn nicht alle gutartigen Geschwülste entwickeln sich zu Krebs. Charakteristisch für den Krebs ist zum einen eine unbegrenzte Vermehrung nicht differenzierter Zellen und zum anderen seine Fähigkeit, andere entfernte Organe zu kolonisieren (Bildung von Tochtergeschwülsten/ Metastasen). Normalerweise hat jede Zelle eine bestimmte Programmierung, die ihr diktiert, wie weit sie wachsen soll, welche Aufgabe sie hat, wann sie sich teilen und wann sie sterben soll. Diese »Intelligenz« der Zelle sitzt in der *DNS*. Die DNS (Desoxyribonukleinsäure) sieht aus wie eine Leiter aus spiralförmig gedrehten Stricken, von der jedes Glied eine genetische Information trägt. Wenn nur ein Glied versagt, reicht das schon aus, daß die Zelle sich irrt und krebsig wird. Was kann die DNS

*Krebs*

täuschen? Radioaktivität (Beispiel: Leukämieerkrankungen bei RöntgenärztInnen, als die Röntgenologie in ihren Anfängen war), Teer (Beispiel: in Zigaretten, wurde bei Mäusen experimentell nachgewiesen), gewisse Lebensmittelfarbstoffe oder Konservierungsstoffe und sogar ein Virus!

Mit Experimenten an Hühnern wurde in der Tat nachgewiesen, daß ein onkogen genannter Virus (d.h., der Krebs hervorruft), der in eine Zelle eindringt, mit Hilfe seiner RNS (Ribonukleinsäure) die der Zelle ersetzen und so ihre DNS täuschen kann. (Die RNS, auch Boten-RNS genannt, ist eine Hälfte der DNS bzw. ein einziger Strang, von dem ausgehend sich dann ein DNS-Doppelstrang bilden kann.) Aus diesem Ergebnis folgt noch nichts für die Behandlung von Krebs, aber es hat den Vorzug, daß es Licht auf die »Intelligenz« der Zelle wirft.

Im Organismus gibt es also ein *Wachsystem* über Tätigkeit und Entwicklung der Zellen. Dies wurde auch in Experimenten an gesunden Gefangenen nachgewiesen[*], denen man ein Melanom (einen besonders schnell wachsenden Hautkrebs) unter die Haut gepflanzt hatte. Innerhalb von drei Wochen wurden diese wuchernden Zellen zerstört. Aber die Experimentatoren gaben sich mit diesem Ergebnis nicht zufrieden und pflanzten ein weiteres Mal Zellen der gleichen Art ein. Und zur großen Überraschung aller Beteiligten konnten die gesunden Zellen die ungesunden bereits innerhalb einer Woche zerstören! Ihr Wachsystem war vorgewarnt und dadurch um so wirksamer.

Aus all dem ergibt sich die Frage: Was bewirkt, daß ein Individuum diese *Immunität* verliert? Sicher sind es mehrere Faktoren und nicht einer allein. Da sind einmal Ernährungs- und Umweltfaktoren; auch psychische sowie hormonelle Faktoren spielen eine Rolle.

---

[*] Die Untersuchung wurde vor mehr als 30 Jahren in den USA durch Biologen des Sloan Kettering Institute von New York im Staatsgefängnis von Ohio angestellt.

## a. Ernährung

Dies führt uns ein weiteres Mal zur Arbeit von Frau Dr. Kousmine: Wenn wir essen, geht es letztlich darum, der kleinsten Einheit, der Zelle – einer Einheit aus lebender Materie –, Nahrung zuzuführen. Für Frau Dr. Kousmine ist Krebs wie die Multiple Sklerose eine Krankheit, bei der die Abwehrbereitschaft des Organismus erhöht, aber wirkungslos ist. Und zwar deswegen, weil die Zellwand die Regulationssignale des Körpers nicht aufnehmen kann. Für unser Überleben ist es unbedingt notwendig, daß die Membrane der Zelle richtig strukturiert und normal durchlässig ist. Beim Darm etwa bringt eine Erhöhung der Durchlässigkeit ein überhöhtes Eindringen von Darminhalt ins Innere der Zelle mit sich. Der Darminhalt umfaßt jedoch neben der unverzichtbaren Nahrung Gifte, Bakterien und Viren. Um der Anfälligkeit der Membrane zu begegnen, baut sie der Organismus alle zwei Tage wieder auf, d.h., von allen Geweben (Krebs eingeschlossen) wird dieses am schnellsten wieder aufgebaut. Aber um eine normale Membrane aufbauen zu können, muß der Körper über normales Baumaterial, sprich normale Nahrungsstoffe, verfügen.

Frau Dr. Kousmine berichtet von der langen Erfahrung mit ihrer Behandlung, bei der sie die Ernährung der Krebskranken umstellt und ihnen zusätzlich Multivitaminkuren verordnet. Eine Besserung tritt nach zwei Monaten ein, eine Stabilisierung nach zwei Jahren. Schließlich beschreibt sie Rückfälle, wenn die Kranken ihre alte Ernährungsweise wieder aufgenommen haben. Ihr Ansatz kann nur überzeugen! (siehe Anhang 6). Eine weitere Arbeit, die den Zusammenhang zwischen Ernährung und Krebs betrifft, ist die von Simonton über die radioaktive Bestrahlung der Nahrungsmittel (siehe Kapitel V).

## b. Umweltfaktoren

Oft stehen diese auch im Zusammenhang mit den vorher genannten krebsfördernden Faktoren: Farb- und Konservierungsstoffe und die anderen Zusätze in Lebensmitteln wie Zyklamate (Süßstoff) und Saccharine, die in den USA wegen

*Krebs*

ihrer krebserregenden Wirkung aus dem Verkehr gezogen wurden, in Europa jedoch nicht.* Weitere krebsfördernde Mittel sind Nitrite, Nitrate, Safrol u.a. Lebensmittel können auch *krebserregend wirken*, wenn sie falsch gelagert werden (PCB in der Schutzschicht von Milchvorratssilos), wenn sie raffiniert werden oder durch Kochen (z.B. Wiederverwendung von Fritieröl).

Dazu kommt die radioaktive Strahlung sowie die Verschmutzung der Luft und des Wassers. Schließlich der Konsum von Alkohol und Tabak mit all seinen psycho-sozialen Dimensionen.

### c. Psychische Faktoren

Manche ForscherInnen behaupten, daß Krebskranken ein besonderes psychologisches Profil eigen sei, dessen hervorstechende Züge 'Passivität, Mangel an Aggressivität und Lebenswillen' seien, was zur »Selbstzerstörung in der Zelle« führe.** Bei einem Großteil haben sie außerdem in den vorangegangenen Monaten einen schweren affektiven Schock festgestellt: Tod der Ehegattin/des Ehegatten oder einer/eines Angehörigen, Heirat, Scheidung, Verkehrsunfall ... Unter anderem hat das *Ehepaar Simonton* diese psychischen Traumata systematisiert. Ihre Ergebnisse haben sie zur Begründung einer

---

* Eine mögliche Erklärung: Der Verbrauch ist unterschiedlich. Die Gesetzgebung in der Schweiz schreibt vor, daß Getränke mit Zucker gesüßt werden müssen, während in den USA künstliche Süßstoffe verwendet werden. Folge: ein deutlich höherer Verbrauch künstlicher Süßstoffe. Die angestellten Untersuchungen zeigen, daß eine erwachsene Person über längere Zeit 200 Würfel pro Tag zu sich nehmen müßte, damit von einer Krebsgefahr die Rede sein kann. Denken wir an die 3-4 Tassen mit Getränken, die jede/r pro Tag zu Hause süßt, dann sind wir doch sehr weit davon entfernt. Unglücklicherweise summiert sich die krebserregende Wirkung von verschiedenen Erzeugnissen, auch wenn die einzelnen Produkte nicht in der krebsverdächtigen Dosis verzehrt werden.

** Anm. des Verlages: Eine ganz andere Meinung bezüglich dieser Schuldfrage vertritt u.a. Audre Lorde in *Auf Leben und Tod. Krebstagebuch*, Berlin: Orlanda Frauenverlag, 1984.

*Krebs*

Heilmethode angeregt, die auf Psychologie (Autosuggestion) beruht und für alle anderen Methoden als Ergänzung dienen kann (siehe Anhang 6).

Jeder psychische oder physische Schock ruft einen Zustand von Streß und einen Adrenalinstoß hervor. Ein kompliziertes System von Hormonausschüttungen kommt in Gang (Nebennieren, Hypothalamus, Hirnanhang), das auf den Angriff reagiert. Dieser Mechanismus ist natürlich lebensnotwendig, das Problem dabei ist nur, ob wir uns hinterher eine ebenso notwendige Ruhepause gönnen können! In einem solchen Moment ein Anregungsmittel zu nehmen (Zigarette, Alkohol, Drogen ...) hat genau die gegenteilige Wirkung, denn es erschöpft das System vollends.

Hier sei ergänzt, daß Streß ebenfalls eine Auswirkung auf die Darmschleimhaut hat, indem er ihre Durchlässigkeit für Giftstoffe erhöht, die dann in großer Zahl ins Blut gelangen, statt mit dem Stuhl ausgeschieden zu werden. Noch mehr Arbeit für die Leber bzw. die »zweite Leber«! Bei der Simonton-Methode ist die psychische Arbeit auf die Art und Weise gerichtet, in der die Krankheit eingesetzt hat. Die Übungen sollen ein klareres Bewußtsein über den Tumor herstellen, ein Bewußtsein für die Heilung und die Arbeit, die sich aus der Therapie (welcher Art sie auch sei) ergibt.

### d. Der Zusammenhang zwischen Hormonen und Krebs

Ein erhöhter Hormonspiegel scheint den bösartigen Prozeß zu beschleunigen. Wohlbekanntes Beispiel: die Pille. Wenn auch nicht nachgewiesen werden kann, daß sie Krebs hervorruft, ist sich alle Welt darüber einig, daß sie einen vorhandenen Krebs verschlimmert. Folgender Zusammenhang ist inzwischen zur Genüge bewiesen: Pille und Gebärmutterhalskrebs (Corpus-Karzinom)! (Siehe zu diesem Thema und zum Zynismus der Pharmafirmen das Buch von B. Seaman, Anhang 6.)

Wir hoffen, daß diese Erklärungen nicht allzu sehr belasten. Jetzt geht es um einige etwas positivere Dinge: eine mögliche *Vorbeugung*, die mit der *Früherkennung beginnt.*

*Krebs*

Die Schulmedizin erkennt einen Krebs erst, wenn er mehrere Monate alt ist und schon über eine Milliarde Zellen umfaßt. In diesem Stadium ist eine große Zahl von Behandlungsmethoden nicht mehr wirksam! Die folgende Tabelle zeigt, in welchem Stadium die unterschiedlichen Methoden Krebs feststellen können:

| Bio-Elektronik Kristallographie Irisdiagnostik ▼ | Vaginal-abstrich (Pap) ▼ | Heitan Vernes ▼ | herkömmliche Untersuchungen (Röntgen) ▼ |
|---|---|---|---|
| →→→→→→→ | →→→→→→→→ | →→→→→→→→→→ | →→→→→→→ |
| 1. Periode vollkommener Gesundheit | 2. Vorstadium von Krebs | 3. Krebsstadium ohne klinische Anzeichen | 4. Krebsstadium mit klinischem Befund |

Das Abtasten der Brüste und die Diagnose von Gebärmutter-halskrebs durch einen Abstrich (Pap) werden von der Schulmedizin am häufigsten vorgenommen, obwohl diese Methoden nicht die frühestmöglichen sind.

## 1. Das Abtasten der Brüste

Dies ist für Frauen eine äußerst wichtige Untersuchung, vor allem, wenn sie sie selbst durchführen. Sich die Brüste einmal im Jahr bei der Krebsvorsorge abtasten zu lassen, kann niemals ausreichen, denn ein Brustkrebs, der sich in drei Monaten entwickelt, hat auf diese Weise genügend Zeit, noch andere Organe zu befallen. Es ist also ratsam, sich die Brüste regelmäßig selbst abzutasten, insbesondere nach jeder Menstruation, d.h., wenn die Brüste ganz entleert und deshalb am sichersten zu befühlen sind. Die Untersuchung beginnt vor dem Spiegel. Die Brüste aufmerksam anschauen, ihre Form, eventuell Veränderungen der Schwere, der Haut oder der Brustwarze beachten (Grübchen, als ob etwas von innen ziehen würde, gepünktelte Haut wie bei einer Orangenschale ...). Die Arme langsam seitlich anheben, bis über den Kopf, dann wird sichtbar, wie die Unterseite der Brüste beschaffen ist, und vor allem, wie sie auf den Rippen gleiten (Verhältnis von Gewicht und Bewegung).

_Krebs_

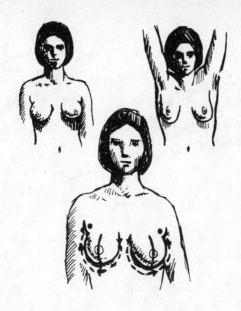

Es ist auch ratsam, die Brüste leicht zu den Warzen hin auszustreichen, um zu sehen, ob etwas ausgeschieden wird. Eine milchige Ausscheidung ist normal, selbst bei einer Frau, die noch nicht gestillt hat. Aber bei einer eitrigen oder blutigen Ausscheidung muß unbedingt eine Fachperson aufgesucht werden. In dieser Position ist es außerdem möglich, eventuell geschwollene, druckempfindliche Lymphknoten tief in der Achselhöhle zu untersuchen (oder auch in der Vertiefung des Schlüsselbeins). Die Lymphknoten unter der Achsel entsorgen die Brust und den Arm nach allen Vorgängen der Säuberung, der Entzündungshemmung und der Abwehr von Erregern.
Um die Brust abzutasten, ist es am besten, sich auf den Rücken zu legen. Gut geht es auch in der Badewanne mit Seife. Der Arm an der Seite, die untersucht werden soll, wird hinter den Kopf gelegt, das breitet die Brust auf den Rippen aus und dehnt den Brustmuskel.

*Krebs*

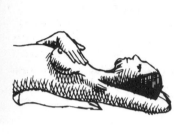
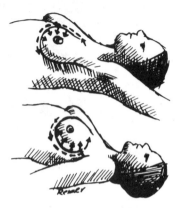

Dann wird die Brust mit der anderen Hand untersucht, mit flach aneinandergelegten Fingern, in kreisender Bewegung in die Tiefe. Vom Abtasten zwischen Daumen und Zeigefinger ist abzuraten, da sie zu genau fühlen, deshalb schnell beunruhigen und von einer richtigen Untersuchung abbringen. Mit der Hand ganz um die Brust herumfahren, zuletzt kommt die Brustwarze dran. Der obere/äußere Teil der Brust ist gewöhnlich am dichtesten und sollte gründlich untersucht werden. Die Drüsenkörper sind undeutlich zu fühlen, sie sind körnig und wenig abgegrenzt, ein einheitliches Gewebe mit den darunter liegenden Rippen. Davon sollte ein festeres Gebilde ab Erbsengröße unterschieden werden können, das besser abgegrenzt ist und von der Drüse unabhängig. Wenn ihr die Brüste regelmäßig untersucht, sind sie euch bekannt, und ein solches neues Gebilde ist eindeutig zu unterscheiden.
Danach wird natürlich die andere Brust untersucht!
Wenn etwas verdächtig erscheint, muß eine Fachfrau aufgesucht werden. In drei von vier Fällen sind die erkannten Gebilde gutartig, und für den vierten Fall: *Je frühzeitiger das Gebilde erkannt wird, desto besser sind die Heilungsaussichten!* Das ist ja Sinn des Abtastens der Brüste. Je älter die Frauen sind, um so wichtiger ist es, daß sie es regelmäßig tun.

*Krebs*

## 2. Der Abstrich zur Früherkennung des Gebärmutterhalskrebses

Er kann in sehr viel größeren Abständen vorgenommen werden, ungefähr einmal pro Jahr (oder je nach der Indikation des vorangegangenen Abstrichs). Gebärmutterhalskrebs entwickelt sich nämlich sehr viel langsamer als Brustkrebs, und die Untersuchung ist sehr viel genauer, was ein sehr viel frühzeitigeres Erkennen, d.h. schon in den vorausgehenden Stadien (Dysplasie) erlaubt.

Mit Hilfe eines Stäbchens mit einer kleinen Schaufel werden einige Zellen rund um den Gebärmuttermund entnommen und auf einer Platte ausgebreitet (Abstrich). Sie werden später in einem zytologischen Labor untersucht. Es muß eine größere Anzahl von Zellen entnommen werden, aber nicht zu viele, denn eine zu dicke Zellschicht kann unter dem Mikroskop nicht untersucht werden. Die Untersuchung darf nicht während der Menstruation oder während einer Infektion des Gebärmutterhalses vorgenommen werden (es sei denn, eine chronische Infektion liegt vor, und es kann kein günstigerer Augenblick abgewartet werden). Denn was die Zellen betrifft, ist eine Entzündung einer Präkanzerose eng benachbart. Das Vorhandensein von gewissen Erregern, wie z.B. dem Virus der Feigwarzen, verschlechtert die Resultate noch. Eine andere Untersuchung, die *Kolposkopie*, wird mit einer großen Lupe und einer Lichtquelle vorgenommen. Wenn gewisse Farbstoffe auf den Gebärmutterhals aufgestrichen werden (Lugol), ist es möglich, die verletzten Partien von den anderen zu unterscheiden und zu sehen, ob die Verletzung in den Gebärmutterhals hineinreicht oder ob sie gut abgegrenzt ist. Bei der Diagnose »mittlere bis ausgeprägte Dysplasie« (s.Abb. S.178) sollte die Frau ebenfalls eine Untersuchung des Zervikalkanals vornehmen (ungefähr 4 cm) und die Ergebnisse miteinander vergleichen, um hinterher eine Entscheidung zu treffen.

Die Früherkennung des Gebärmutterhalskrebses ist die frühzeitigste im modernen Arsenal, für die anderen Tumore kommt

*Krebs*

ihr keine gleich (da diese weniger leicht zugänglich sind). Glücklicherweise gibt es andere Untersuchungen, die sehr viel frühzeitiger sind, selbst wenn sie von der Schulmedizin nicht anerkannt werden. Wir können hier nicht alle behandeln, aber andere AutorInnen haben es getan (siehe Literaturhinweise). Wir stellen jene vor, die wir im Frauengesundheitszentrum anwenden und die zusätzlich den Vorzug haben, daß sie von den Schweizer Krankenkassen bezahlt werden:

### 3. Die Tests von Vernes

Die Tests von Vernes sind Blutuntersuchungen oder genauer gesagt, Untersuchungen des Serums und seiner Proteine. Mit Hilfe eines Photometers wird die Lichtdurchlässigkeit des Serums mit verschiedenen Reagenzien, wie etwa Kupferazetat, untersucht. Wir berechnen auch den Anteil der Mukopolysaccharide mit Hilfe von Orzin sowie den Niederschlagsindex der Euglobuline ... (siehe Anhang 6).

Diese Tests, die Vernes ab 1936 entwickelte und die von seinen Mitarbeitern, u.a. Augusti (Paris), weiter vervollkommnet wurden, müssen zusammen betrachtet werden, wenn wir sie interpretieren wollen. Bei der Krebsdiagnose haben sie eine Zuverlässigkeit von 70%, aber besonders bei der Überwachung und beim Verlauf der Krankheit sind sie unersetzlich. Unter anderem sind entzündliche Erscheinungen, die Leberfunktion und der Verteidigungszustand des Organismus gut festzustellen. Sie erlauben es auch, den besten Moment für einen chirurgischen Eingriff zu wählen und die Wirksamkeit der angewandten Therapie auszuwerten!

Die Ergebnisse der Tests werden in einer sehr »vielsagenden« Kurve zusammengetragen, der Differentialkurve von Vernes (FRED). Es handelt sich um eine Art Elektrophorese der Proteine. Der Unterschied zwischen den Ergebnissen der betreffenden Person und denen des gesunden Durchschnitts wird auf einer Abbildung wie der folgenden aufgezeigt:

*Krebs*

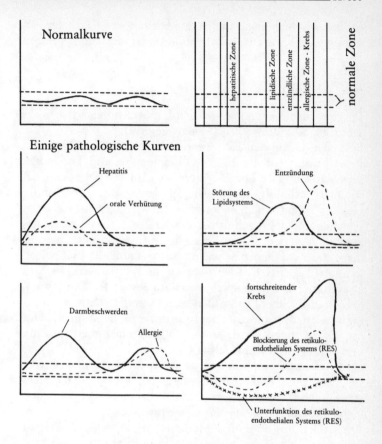

Beachtliche Fortschritte sind in diesem Bereich durch die Entdeckung neuer Tumormarker wie dem Antigen Ca-125, die mit den Eierstocktumoren und den Sialinsäuren assoziiert sind, gemacht worden. Dadurch vergrößert sich ein wenig der Abstand zu den nicht durch diese Techniken nachweisbaren Tumoren wie dem Brust- und Lungenkrebs.

*Krebs*

Schließlich wollen wir zu den drei Formen von Krebs der Frau kommen, die wir am Anfang des Kapitels angekündigt haben:

# Brustkrebs

Von der Früherkennung und den Untersuchungen haben wir schon im Abschnitt »Brustzysten« gesprochen.

Hier geht es um den Fall, wenn eine Frau ein Gebilde in der Brust gespürt hat, das nach Mammographie und Thermographie verdächtig ist. Die *ChirurgInnen* empfehlen ihr dann, daß sie sich nach folgendem Plan operieren läßt: zunächst das Gebilde zu entfernen, es sofort in ein zytologisches Labor zu schicken und das Ergebnis abzuwarten. Ist es Krebs, werden sie zusätzlich zu dem Gebilde die ganze Brust entfernen, sie werden auf der befallenen Seite eine Ausschabung der Lymphknoten unter der Achsel vornehmen und versuchen, so viele Lymphknoten wie möglich herauszunehmen (es sind etwa 40 Stück); und schließlich werden sie ein wenig an dem Brustmuskel kratzen, der sich unter der Brustdrüse auf den Rippen befindet. Es gab eine Zeit, da entfernten sie einfach die Brustdrüse und den Brustmuskel (Halstet-Operation)!

Falls mehrere Lymphknoten schon metastasiert sind, werden sie eine *örtliche Radiotherapie* empfehlen, und wenn die Metastasen schon andere Organe befallen haben (Leber, Knochen, Gehirn), schlagen sie die *Chemotherapie* vor.

Wir wollen uns über diese Methoden nicht weiter ausbreiten. Ihr habt sicher die Prinzipien der Schulmedizin wiedererkannt, es gibt dazu eine riesige Literatur. Wir wollen dennoch die kontroversen Punkte herausgreifen:

- *Entfernen der ganzen Brust.* Auch wenn dieser Eingriff technisch ziemlich einfach ist, hat er für die Frau große Bedeutung. Zumindest verdient er eine Bedenkzeit! Im übrigen können Prothesen, zu denen die ÄrztInnen, die Medizin und die Umgebung die Frau drängen, das Trauma, das der Verlust einer Brust bedeutet, kaum verringern. Im Gegenteil, so wird die Frau noch mehr isoliert und auf sich selbst zurückgeworfen (s.Audre Lorde, *Auf Leben und Tod. Krebstagebuch*, Berlin: Orlanda Frauenverlag, 1984). Die sogenannten ästhetischen »Operationen«, die Implantation von Prothesen, sind noch weit davon entfernt, einen zuverlässigen Erfolg zu versprechen.

- *Ausschabung der Lymphknoten.* Die Lymphwege sind ein wichtiges Verteidigungssystem für den Organismus; die der Achsel entsorgen nicht nur die Brustdrüse, sondern auch den Arm. Wenn also die Chirurgen zu draufgängerisch sind, haben die Frauen hinterher »dicke Arme«, d.h. schlecht entsorgte Arme, die anschwellen und drainiert werden müssen. Der Verlust des Brustmuskels macht dieses Problem noch schlimmer. Es ist eine schmutzige Manie der Chirurgie, sich an den Lymphknoten zu vergreifen! Man sollte den Mandeln, den Polypen und anderen Fortsätzen, die die Chirurgen fett gemacht haben, ein Denkmal setzen! Den Patientinnen geht es nachher nicht besser, und ihre Abwehrkräfte sind verringert. Es gibt ohne Zweifel auch Methoden der Brustchirurgie, die weniger verstümmelnd sind, und die Frauen sollten bei der Entscheidung ein Wort mitzureden haben!
- Wenn der Krebs schon in das Gewebe eingedrungen ist und niemand mehr vorgeben kann, ihn chirurgisch zu entfernen, werden die *Radiotherapie* und die *Chemotherapie* eingesetzt. Wenn sie der Bestrahlung (Kobalt u.a.) ausgesetzt sind, platzen zwar die Krebszellen zuerst, aber unglücklicherweise bekommen die Nachbarzellen auch etwas ab. Um die Zerstörungen einzugrenzen, schickt man die Bestrahlung durch einen Bleirahmen, der die Form des bestrahlten Organteils hat.

Aber trotz allem lassen Bestrahlungen auf dem Kopf die Haare ausfallen; auf der Haut hinterlassen sie Markierungen wie eine alte Brandwunde, die selbst zu Krebs werden kann. Die Chemotherapie ist auch nicht besser. Wenn das Medikament in eine Vene injiziert wird, die nicht großlumig ist, geht die Vene kaputt. Auf alle Fälle werden die Blutkörperchen, die auch Zellen sind, durch die Chemotherapie angegriffen. In gleichem Maße wird die Immunität der Kranken verringert. Es folgt eine Herabsetzung der Abwehrkräfte gegenüber Infektionen, die manchmal eine Isolierung der Kranken notwendig macht.

Die beiden letzten Methoden ermüden den Organismus so sehr, daß die Behandlungen in größeren Zeitabständen erfolgen müssen; die Kranken müssen gut überwacht bzw. stationär aufgenommen werden. Wir können uns fragen, was für eine Lebensqualität sie geben, ohne daß sie eine Heilung bringen.

## Gebärmutterkrebs (Corpuskarzinom)

befällt im allgemeinen ältere Frauen (anders als Brustkrebs). Aber wie der Brustkrebs ist er häufiger bei Frauen, die keine oder wenige Kinder haben. Die häufigsten Anzeichen sind Störungen der Menstruation und besonders unregelmäßige Blutungen nach der Menopause. Die Diagnostik ist ziemlich einfach: Ausschabung des Uterus und Untersuchung der gewonnenen Zellen. Die Behandlung hängt vom Alter und dem Allgemeinzustand der Frau ab. Wenn der Krebs ganz frisch oder im Gegenteil *inoperabel* ist, wählen manche MedizinerInnen eine *Gestagen*-Behandlung. Aber ihre Ergebnisse sind bescheiden, und es ist unbekannt, wie das Gestagen wirkt. Wenn der Krebs operabel ist, ist sich die ganze Schulmedizin einig über die *Entfernung der Gebärmutter*. Die Entfernung der Eierstöcke vor der Menopause ist schon etwas umstrittener, da sie eine frühzeitige Menopause mit sich bringt und eine Hormonsubstitution notwendig macht. Wenn schließlich der Krebs inoperabel ist, weil er schon zu fortgeschritten ist (oder bei einer Frau, die zu alt ist, um dieses Risiko einzugehen), ist die am häufigsten angewendete Behandlung die Implantation einer kleinen Quelle *radioaktiven Radiums* in die Gebärmutter, die dort 4-6 Wochen bleibt (eine besondere Form der Radiotherapie). Eine allgemeine Chemotherapie bleibt für die noch ernsteren Fälle.

_Krebs_

# Gebärmutterhalskrebs (Cervixkarzinom)

Wie der Brustkrebs kann der Gebärmutterhalskrebs junge
Frauen befallen, aber dank der systematischen Früherkennung
einmal pro Jahr (Pap) ist diese Form des Krebses sehr viel seltener geworden, oder genauer gesagt, sie wird früher erkannt.
Diese Art Krebs befällt Frauen mit häufigem Geschlechtsverkehr mit Penetration und zahlreichen Schwangerschaften.
Die Behandlung ist wie immer hauptsächlich chirurgisch, es
wird eine _Konisation_ vorgenommen (Entfernung des vorderen
Teils des Gebärmutterhalses in Form eines Kegels). Je nach Ausbreitung des Krebses wird ein mehr oder weniger großer Teil
(Gebärmutterhals, Gebärmutter) entfernt. Darüber hinaus werden wir auf die schon genannten Behandlungsmethoden verwiesen: Radiotherapie, Chemotherapie.
Wir sind uns bewußt, daß wir über diese Krebsarten nur Allgemeines gesagt haben; es gibt natürlich verschiedene Arten von
Brustkrebs und verschiedene Arten von Gebärmutterhalskrebs
usw. Dazu informiere frau sich lieber bei den Schulmedizinern,
deren Klassifikation eine _Prognose_ (Überlebenschance) erlaubt.
Sie werden sich allerdings davor hüten, sie euch mitzuteilen.

**Welche alternativen Behandlungsmethoden gibt es?**

Zu allererst Ernährungsumstellung mit besonderer Beachtung
der Vitamine (C, A, Komplex B, E und F) und Spurenelemente.
Weiter gibt es zahlreiche weniger gewalttätige Therapiemetho-
den als die vorgenannten, die von der Schulmedizin nicht anerkannt werden. Hier ist nicht Raum genug, von allen zu sprechen; im übrigen haben andere das schon besser getan (siehe
Anhang 6; Janet und Lagarde, ADIS, Gruppe von Grenoble).
Es gibt ungefähr 12 _krebsbekämpfende Heilmittel,_ die nicht anerkannt und dennoch zuverlässig sind, und mehrere andere, die
als Mittel zur Stärkung des Immunsystems angesehen werden,
selbst wenn sie allein nicht ausreichen. Unsere Erfahrungen in
diesem Bereich belaufen sich auf einige wenige Fälle, deshalb ist

*Krebs*

es schwierig, endgültige Schlüsse zu ziehen und ein Behandlungsschema vorzuschlagen. Wir wollen deshalb lieber die großen therapeutischen Linien behandeln.

Zunächst muß die Frau die genaue Diagnose und Ausbreitung der Krankheit kennen, dazu ist die Schulmedizin sehr nützlich. Danach muß die Krankheitstendenz der Frau ausgewertet werden (Pathogenitätskoeffizient bei Vernes, Augusti), ebenso die physische Abwehrbereitschaft der Frau gegenüber ihrem Tumor, ihre Reserven (Immunität, Effizienz, Leberindex). Diese Kenntnisse sind unabdingbar, um die Frau nicht einer Gefahr auszusetzen. Zum Beispiel ist es unvernünftig, eine Operation ins Auge zu fassen, wenn die Abwehr zusammengebrochen ist. Es ist besser, die Kräfte zuerst wieder zu stärken. In dieser Zeit müssen Krebsmittel genommen werden, die den Organismus nicht noch schwächen. Zusätzlich zu den Veränderungen in der Ernährung können Vitamine injiziert werden, die die Mängel ausgleichen. Das ist die Methode von Frau Dr. Kousmine (siehe Anhang 6).

In akuten Fällen, in denen es schnell gehen muß oder in denen eine ambulante Behandlung schwierig erscheint, haben wir bisher die besten Erfahrungen mit der *Anthroposophie* gemacht (Lukas-Klinik, Arlesheim/Schweiz). Sie haben ein Krebsmittel, nämlich *fermentierte Mistel* (Viscum album) oder *Iskador*. Und die AnthroposophInnen arbeiten im *Umfeld* mit Hilfe von verdünnten und *dynamisierten Mineralien* und mit einer Medizin, die der Homöopathie nahesteht. Die Basis der anthroposophischen Lehre ist, grob gesagt, wie folgt: Wenn wir uns vom *mineralischen Reich* entfernen, ist vieles verloren. Mineralien als lebende Form haben eine besondere Kraft gegen überschießende Entwicklung der Zellen. Deshalb haben die Mineralien (die in ihren Schaufenstern ausgestellt und in ihrer Medizin verwendet werden) eine so große Bedeutung für sie. Die anthroposophische Medizin ist eine globale Medizin, eine Medizin des Geistes, der Seele und des Körpers. In der Klinik von Arlesheim werden den Krebskranken z.B. verschiedene Aktivitäten vorgeschlagen: Modellieren (die Form wieder erobern), Malerei und Eurhythmie.

Im übrigen haben die Anthroposophen die Bedeutung der Ernährung verstanden und servieren ein vegetarisches und biologisches oder biodynamisches Essen.
Sie sind nicht gegen Chirurgie in jeder Form, aber erst nach einer Behandlung mit *Iskador* oder einer Behandlung des Umfeldes. Diese Therapien werden nach der Operation fortgesetzt. Denn zunächst muß dem Organismus beim Wiederaufbau seines Abwehrsystems geholfen werden, bevor man einen Tumor entfernt, der dazu dient, ein gewisses Gleichgewicht aufrechtzuerhalten! Die AnthroposophInnen sind jedoch im allgemeinen gegen die Anwendung von Radiotherapie und Chemotherapie.

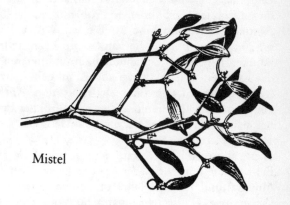

Mistel

Was ist über die Mistel bekannt?

MISTEL (Viscum album)
Verwendet werden: Blätter, junge Triebe des Parasiten, der z.B. auf Apfelbäumen oder Birnbäumen wächst.
Eigenschaften: erweitert die Blutgefäße, blutdrucksenkend, krampflösend, harntreibend, verringert den Blutandrang, Krebsmittel.
Indikationen: Arterienverkalkung, arterieller Bluthochdruck, chronische Nierenentzündung und Albuminurie, Blutungen,

*Krebs*

Erkrankungen des Nervensystems (Epilepsie, Veitstanz), Migräne, Asthma, Symptome der Menopause, Krebs.
*Achtung: Keine Selbstbehandlung mit Mistel!*
Zu erwähnen ist hier ein neues Mistelpräparat aus Deutschland, Vysorel®, das als Infusion verabreicht wird. Es hat bei Brustkrebs, selbst mit Metastasenbildung zum Beispiel in der Leber, ausgezeichnete Resultate erbracht.

Nach Erfahrungen im Frauengesundheitszentrum neigen wir dazu, wenn die Frau nicht stationär aufgenommen werden muß, zunächst über die Ernährung zu sprechen und Veränderungen ins Auge zu fassen.
Danach gehen wir die anderen Risikofaktoren an und versuchen, die mit ihnen verbundenen Probleme zu lösen (Zigaretten, Alkohol, Pilleneinnahme, Streß usw.). Wir suchen *kompetente BündnispartnerInnen,* die außerdem Erfahrung mit Krebskranken haben, die Umfeldmedizin praktizieren, d.h., die auf die Kranken und nicht auf die Krankheit konzentriert sind (AnhängerInnen von Frau Dr. Kousmine, AnthroposophInnen, HomöopathInnen u.a.), je nach Wahl der Frau. Denn bisher haben wir zu unseren eigenen Methoden noch nicht genügend Vertrauen.
Ganz allgemein sollte frau sich auf ein Jahr mit offensiver Behandlung einstellen (Vernes-Tests jeden Monat bis alle drei Monate) und auf fünf Jahre mit unterstützender Behandlung (Vernes-Tests alle sechs Monate). So war bisher unsere Einstellung, und obwohl wir noch nicht genügend Erfahrung haben, sind wir damit zufrieden.

Im Kapitel V werden wir näher auf die *Ernährung* eingehen.
Eine krebskranke Person sollte sich folgendermaßen ernähren:
- völlig ohne Zucker (allerhöchstens Levulose)
- ohne weißes Mehl oder jegliches raffiniertes Getreide
- mit rohem Gemüse (je nach Zustand des Darmes ist es möglich, mit in Wasser gekochtem Gemüse zu beginnen)
- mit rohen Früchten

*Krebs*

- in regelmäßigen Abständen eine Kur mit Gemüsesäften (wie
z.B. nach Breuss, siehe Anhang 6)
- kein koaguliertes Eiweiß wie etwa das Weiße eines Spiegeleies
(dagegen ist das frische und rohe Eigelb sehr gut)
- mit ein wenig frischem Käse (weißem Käse).

Muttermilch wäre ein hervorragendes Nahrungsmittel (!), falls
ihr eine stillende Frau kennt, die zuviel Milch hat ...
Kurz gesagt, handelt es sich um eine Ernährung mit hoher
Strahlung (siehe Kapitel V).
Wir sollten so leben, daß sich die Energien wieder aufladen.
Nach den AnthroposophInnen soll der Wald eine hervorra-
gende Umgebung sein.

# V. ERNÄHRUNG

Beim Lesen der vorangegangenen Kapitel habt ihr wahrscheinlich begriffen, daß die Ernährung für Gesundheit und Krankheit eine entscheidende Rolle spielt. Das Funktionieren unseres
Organismus hängt ganz direkt von der Nahrung ab, die wir zu
uns nehmen.

Mit dieser Feststelllung ist es aber noch nicht getan. Eine Vielzahl von Theorien brüstet sich damit, eine gesunde oder natürliche Ernährung anzubieten, aber sie widersprechen sich oft
gegenseitig! Diät nach Shelton, Kousmine, RohkostlerInnen,
MakrobiotikerInnen, VegetarierInnen usw. Das bringt Verwir-
rung, Ratlosigkeit und manchmal sogar Schuldgefühle, die uns
auch nicht besser verdauen lassen!

Also was können die Grundsätze einer gesunden Ernährung
sein? Und wie können veränderte Ernährungsgewohnheiten in
unser soziales, emotionales und berufliches Leben integriert
werden, ohne daß wir den Eindruck von Diät und von Entbeh-
rung haben? Was häufig zum »Untreuwerden« führt und damit
zu einem Gefühl des Versagens.

Diese Frage fordert eine sehr differenzierte Antwort, die wir
hier kaum geben können. Aber bevor wir die Hauptlinien ver-
folgen, wollen wir mit einigen *Beispielen* aus unserer Praxis
beginnen.

Die erste Frau ist 24 Jahre alt. Ihre Ankunft in der Schweiz vor
zwei Jahren hat für sie eine starke Entwurzelung bedeutet, u.a.
auch eine Umstellung in der Ernährung, der eine Gewichtszunahme von 10 kg folgte. Morgens ißt sie: Brot, Butter, Marmelade und/oder Käse mit Schwarztee. Um 10 Uhr einen Keks,
mittags zwischen den Vorlesungen 2-3 Kekse oder Sandwiches,
Pastete und Kuchen. Um 17 Uhr einen Joghurt mit Brot und
Marmelade und abends eine größere Mahlzeit z.B. mit Salat,
Eiern und Wurst.

Sie sucht uns wegen Schmerzen im Unterleib auf, die sie seit
einem Jahr hat. Rechts sind sie stärker und strahlen in das Bein
aus. In der Leistenbeuge auf der rechten Seite ist eine Schwellung

*Ernährung*

zu beobachten, ohne daß der Lymphknoten druckempfindlich wäre. Außerdem stören sie Schmerzen in den Brüsten, die am Ende des Zyklus sehr stark sind. Sie ist den ganzen Tag über müde und hat nur abends einen Energieaufschwung. Ihre Augen tränen ohne Unterlaß, sind geschwollen und lichtempfindlich.

Die Situation ist klar: Ihr Organismus ist mit Zucker und weißem Mehl überlastet; tierisches Eiweiß (das am schwersten zu verdauen ist) ißt sie am Abend, das belastet den Organismus noch mehr, und die Leber ist völlig überbeansprucht. Wir erinnern daran, daß in der *chinesischen Medizin* Augenstörungen ein Ausdruck für Störungen der Leber sind! Sie muß den Verbrauch dieser Lebensmittel herabsetzen (Zucker, weißes Mehl, tierisches Eiweiß) zugunsten von Gemüse (roh oder so wenig wie möglich »beschädigt« bei der Zubereitung, d.h. gedämpft oder mit wenig Wasser gekocht, ohne Fett auf dem Teller mit Öl, Zitrone, Salz gewürzt), Früchten und Körnern. Mit Hilfe eines Entschlackungsmittels für Leber und Niere mit einer hormonregulierenden Pflanze wie der Himbeere bringen diese Umstellungen der Ernährung schon in einem Monat eine Besserung. Die Schmerzen im Unterbauch sind verschwunden, ebenso wie die Schwellung in der rechten Leistenbeuge. Die Haut ist hell, die Frau hat angefangen abzunehmen, ihre Augen tränen nicht mehr und Licht stört sie auch nicht mehr!

Ihr werdet sagen, daß dieser Fall extrem sei und daß ihr euch darin nicht wiedererkennen könnt. Um so besser für euch! Noch ein anderes Beispiel von einer jungen Frau, die glaubt, daß sie sich völlig »normal« ernährt.

Morgens ißt sie Weißbrot oder Graubrot mit Butter und Schokolade (warm oder kalt), um 10 Uhr ein Brötchen, mittags: Steak mit Pommes frites oder Fisch mit Kartoffeln, Gemüse, Salat und Dessert, um 16 Uhr Kuchen oder Brot mit Marmelade und abends Joghurt, Suppe und Reste vom Mittag. Wir wollen hier nicht die Beschwerden behandeln, die diese junge Frau zu uns geführt haben.

Wieder enthält die Nahrung zu viel weißes Mehl, raffinierten

*Ernährung*

Zucker, Butter und tierisches Eiweiß. Es fehlen Körner, Gemüse und frische Früchte, kalt gepreßtes Öl, das roh verzehrt wird und das die berühmten Vitamine E und F enthält, die man sonst nirgends findet.

Unsere Hauptschwierigkeiten in der Schweiz wie in ganz Europa sind, daß wir zu stark raffinierte Lebensmittel und zuviel tierisches Eiweiß essen, besonders am Abend. Tierisches Eiweiß ist enthalten in Fleisch und Wurstwaren, aber auch in Milchprodukten (Milch, Butter, Käse und Eier). Oft wissen die Frauen, daß tierisches Eiweiß den Organismus zu stark belastet, und lassen Fleisch weg, aber sie ersetzen es durch Käse. Der Organismus gewinnt bei diesem Wechsel nichts. Nur frischer Käse (weißer Käse, Quark, frischer Ziegenkäse usw.) ist leicht verdaulich.

Pflanzliche Eiweiße werden am leichtesten verdaut und aufgenommen. Wir finden sie in den Leguminosen: Erbsen, Bohnen, Linsen, in allen gekeimten Getreidearten: Soja, Weizen, Alfalfa ..., in Ölpflanzen: Nuß, Haselnuß, Mandeln ... und in den Körnern.

Wichtig ist auch, wie die Nahrung zubereitet wird, denn wenn ein Gemüse zu stark gekocht und das Kochwasser weggeschüttet wird, verliert es Vitamine und Mineralien. Wenn ihr es in Öl andünstet, mit einer weißen Sauce anrichtet oder mit Sahne und Käse gratiniert, macht ihr es schwerer verdaulich.

Ähnlich ist es mit Getreide: Wenn ihr es schält, um es weiß zu machen, oder mehrere Wochen vor dem Verzehr malt, verliert es seine Proteine, seine Vitamine und Mineralien, und es bleibt nur noch Stärke übrig. Über längere Zeit schafft der Mangel an leicht verdaulichen Eiweißen, an Vitaminen und Mineralien Mangelerscheinungen, und der Organismus protestiert!

Eine Ernährung, die gleichzeitig zu üppig ist und Mängel an lebensnotwendigen Elementen aufweist, die nicht durch ihre Anzahl, sondern als »Katalysatoren« (Vitamine und Mineralien) wirken – das ist der Irrweg der reichen Länder.

Außerdem, und das gilt vor allem für StadtbewohnerInnen, bewegen wir uns viel zu wenig, deshalb ist es für uns schwierig,

*Ernährung*

Lebensmittel mit einem hohen Nährwert wie Fleisch in Energie umzusetzen. Um ein Steak zu »verbrennen«, müßt ihr tatsächlich mit dem Fahrrad nach Saint Cergue (ein Jurapaß nahe Genf) hinauf- und wieder hinunterfahren!

Dazu kommt die Verteilung der Mahlzeiten über den Tag. Die »soziale« Mahlzeit ist oft die am Abend, aber das ist unglücklicherweise der Moment, in dem unsere Verdauungsfähigkeit am geringsten ist, selbst wenn wir lange aufbleiben oder wenn wir nachts arbeiten! Außerdem ist die Zusammenstellung der Lebensmittel meist zu kompliziert: Fleisch, Gemüse, Stärke mit Salaten oder Früchten, d.h. das Rohe nach dem Gekochten. Das alles stellt für den Magen eine hochkomplizierte Botschaft dar, denn er muß für jedes dieser Nahrungsmittel eine andere Säure ausscheiden. Hinter dem Gekochten »eingeklemmt«, das einen längeren Aufenthalt im Magen braucht, gärt das Rohe. Die Nacht kann schwierig werden (Aufwachen oder schlechter Schlaf gegen 2-3 Uhr morgens, wegen der Verdauung). Morgens hat frau Schwierigkeiten beim Aufwachen, die Zunge ist weiß, die Augen sind vielleicht ein wenig verklebt, und man hat *keinen Hunger!* Schade, am Morgen könntet ihr von einer größeren Vielseitigkeit an Nahrungsmitteln profitieren. Aber da frau sich dennoch auf Touren bringen muß, nimmt sie das erste Anregungsmittel des Tages: den Kaffee. Kaffee stimuliert die Darmbewegungen und ist für viele das einzige Mittel, um morgens auf das Klo zu gehen. Aber er ist auch ein schrecklicher Giftstoff für die Leber. Die Gallenblase entleert sich und kollabiert, sobald der Kaffee im Magen ankommt! Wenn er auch nach einer großen Mahlzeit erleichtert, macht er auf längere Sicht die Verdauung nicht besser. Er verzögert das Hungergefühl. Kaffee ist auch ein unvergleichliches Anregungsmittel, aber ihr müßt wissen, daß diese Art von Anregung von einem ebenso spektakulären Energieabfall gefolgt ist. In gleicher Weise schaffen der weiße Zucker und weißes Mehl einen Energieverlauf wie ein Sägeblatt mit Gipfeln, aber auch schwindelerregenden Tiefpunkten. Eine Ernährung auf der Grundlage von nichtraffinierten Lebensmitteln verleiht eine regelmäßigere Energie.

*Ernährung*

Es ist möglich, euer Verdauungssystem eine gewisse Anzahl von Jahren zu mißhandeln, aber längerfristig sind Folgen spürbar. Die Einführung von raffiniertem Zucker und weißem Mehl hat bei uns eine Erhöhung der Zuckererkrankungen, der Herz-Kreislaufleiden, der Krebsleiden und Karies an den Zähnen mit sich gebracht. Zu diesem letzten Punkt ist die Arbeit von Dr. Béguin in La Chaux-de-Fonds wichtig. Seine Untersuchung von Kindern im Schulalter deckt eine bedeutsame Korrelation zwischen Kariesfällen und der Art der Ernährung auf: Weißbrot, Graubrot oder Vollkornbrt, weißer, brauner oder vollwertiger Zucker.

Dr. Béguin hat aufgezeigt, daß vollwertiger Zucker (z.B. Sukanat) wegen seines Mineralgehaltes für die Gesundheit der Zähne notwendig ist und daß die Einnahme von Fluor wenig hilft, da Kinder, die es unregelmäßig einnehmen, zum Schluß bessere Zähne haben als solche, die es regelmäßig einnehmen! Niemand blickt mehr durch! (Einzelheiten siehe in der angegebenen Literatur, Anhang 6.)

Diese Arbeit geht in die gleiche Richtung wie die von Frau Dr. Kousmine; beide weisen den Zusammenhang zwischen der Ernährung und den degenerativen Krankheiten nach, unter denen uns die Herabsetzung der Immunität und der Abwehrbereitschaft gegenüber Infektionen sowie der Geschwulstbildungsprozeß (Zyste, Fibrome, Krebs) hier besonders interessieren. Wenn frau von einer »Schweizerischen« bzw. »deutschen« Ernährungsweise zu einer streng vegetarischen oder makrobiotischen Kost übergeht, fühlt sie sich die ersten drei bis vier Jahre merklich besser. Aber das wird nur von Dauer sein, wenn die neue Ernährung ihrerseits ausgeglichen ist und vor allem genügend pflanzliches Eiweiß enthält. Nach diesem Zeitraum von drei bis vier Jahren würde eine neue Mattigkeit oder ein Wiederaufleben der Krankheit den Verdacht auf Mängel oder fehlende Vielfalt hervorrufen. Wenn frau ihre Ernährung umstellt, wird sie sensibler für die Abweichungen, auf die sie mit unangenehmen Anzeichen reagiert, während bei einer Ernährung mit mehr Giftstoffen der Organismus einfach

*Ernährung*

darniederliegt und mit einer Akkumulierung der Giftstoffe reagiert; es besteht keine Verbindung mehr zwischen Ursache und erkennbarer Wirkung, zwischen den Krankheiten und der Ernährung.

Zwei interessante Ergänzungen:

Zunächst die Untersuchung über Lebensmittel, die *Säuren* und *Basen* erzeugen, wie sie Jackson (siehe Anhang 6) vertritt. Wir erinnern daran, daß unser Organismus, um gut zu funktionieren, einen stabilen pH-Wert (Maß für den Säuregehalt) braucht. Die »Puffer« (Bikarbonate, Phosphate ...), der Urin und die Atmung können bis zu einem gewissen Grad ein Übermaß an Säuren oder Basen ausgleichen. Wenn nicht, entsteht eine Krankheit.

*Lebensmittel, die Säuren begünstigen:*
- alle fleischhaltigen Lebensmittel (inkl. Wild)
- Fisch
- Nüsse
- Erdnüsse
- grüne Bohnen, getrocknete Erbsen, Linsen
- raffiniertes Getreide (geschälter Reis, weißes Mehl ...)
- Zucker
- Tee, Kaffee, Kakao
- alle Fette und Öle (Butter ruft nur dann Säuren hervor, wenn sie in übertriebenem Maße gegessen wird, bei gemäßigtem Verbrauch ist sie neutral)
- Käse
- das Weiße vom Ei.

*Lebensmittel, die Basen begünstigen:*
- alle Früchte (süße oder säuerliche, frische oder getrocknete), besonders die Zitrusfrüchte (Orange, Zitrone, Pampelmuse usw.)
- alle Gemüse (frische oder getrocknete); die Blattgemüse wirken stärker basisch als die Wurzelgemüse

*Ernährung*

- Mandeln
- Milch (in all ihren Formen, Käse ausgenommen)
- Vollkornmehl und Vollweizenprodukte
- Eigelb.

Nach Jackson bestünde ein gesundes Gleichgewicht in 4/5 basenerzeugenden Lebensmitteln zu 1/5 säureerzeugenden Lebensmitteln!

Die zweite wichtige Ergänzung ist die Untersuchung über die *Strahlung von Lebensmitteln* nach Simonton. Alles, was lebt, gibt Strahlung ab, und diese Strahlungen erhalten das Leben! Jedes menschliche Wesen, das gesund ist, sendet Strahlen zwischen 6200 bis 7100 Ångström aus; unter 6500 Å ist man krank, Der Körper sendet nicht nur Strahlen aus, sondern empfängt auch welche: Erdstrahlen oder kosmische Strahlen, Strahlen der Sonne und Strahlen der Lebensmittel. Simonton teilt die Lebensmittel je nach Intensität der Strahlen, die sie aussenden, in 4 Kategorien ein. Gemessen werden die Strahlen mit einem kleinen Apparat, dem *Vitalimeter,* der Ultrakurzwellen wahrnimmt (d.h. unter 1 mm):

*1. Die hochwertigen Lebensmittel (10000 bis 6500 Å)*

- Fruchtfleisch und Fruchtsäfte
- biologisches Brot
- Körner, gute Hausbäckerei eingeschlossen
- Ölfrüchte und ihre Öle
- fast alle rohen und gedämpften Gemüse
- einige Tierprodukte: geräucherter Schinken, frischer und roher Fisch, Meeresfrüchte, sehr frische Butter, Sahne und nicht fermentierter Käse, Eier vom gleichen Tag.

*2. Unterstützende Lebensmittel (6500 bis 3000 Å)*

- frische Milch
- normale Butter, Eier, Honig, Zucker, Wein, in Wasser gekochte Gemüse
- gekochte Seefische.

*Ernährung*

*3. Minderwertige Lebensmittel (weniger als 3 000 Å)*
- gekochtes Fleisch, Innereien, Wurst
- Eier nach zwei Wochen
- gekochte Milch
- Kaffee, Tee, Schokolade, Marmelade, fermentierter Käse
- Weißbrot.

*4. Tote Lebensmittel (die keine meßbare Strahlung aussenden)*
- Konserven
- Margarine
- Alkohol, Schnaps, Liköre ...
- raffinierter Zucker
- Säuglingsnahrung
- Teigwaren.

Bis hierher stimmen verschiedene Ernährungstheorien überein und ergänzen sich. Aber es gibt noch wesentlich strengere, die in bestimmten Fällen helfen können, insgesamt aber potentiell gefährlich sind.

Shelton ist in der Untersuchung der gut verdaulichen und schlecht verdaulichen Kombinationen noch weiter gegangen und verwirft die Verbindung von Gluziden und Lipiden, im Gegensatz zu dem, was z.B. über den Vorzug der Reis-Bohnen-Verbindung gesagt wurde, die die Grundlage für die Ernährung von gesamt Lateinamerika bildet. Die MakrobiotikerInnen teilen die Lebensmittel in zwei Gruppen ein, Yin und Yang, und versuchen, die Wurzeln und Wurzelknollen mit Blättern und Früchten auszugleichen.

Eigentlich muß jede Frau für sich herausfinden, was ihr bekommt und was ihr nicht bekommt. So vertragen träge Gallenblasen schlecht Zwiebeln und Kraut, die für viele andere Allheilmittel sind!

*Ernährung*

Einige Ratschläge zur Bekämpfung der *Verstopfung:*

- Viel trinken*, sofort nach dem Aufwachen und vor allem zwischen den Mahlzeiten, denn es ist der Dickdarm, der die Aufgabe hat, das Wasser zu absorbieren, und das stimuliert ihn.
- Zitronensaft ohne Zucker vor den Mahlzeiten trinken.
- Am Abend weniger essen.
- Genügend Fasern (Gemüse) und Körner (d.h. mit ihrer Hülse) essen, das ergibt Ballast, der leichter weiterzutransportieren ist. Vorübergehend z.B. Kleie einnehmen (die Kleie von Weizen, 3 mal 1 Teelöffel mit ein wenig Wasser).
- Den Dickdarm erziehen, indem frau jeden Tag zur gleichen Zeit auf die Toilette geht, am Anfang selbst, ohne daß frau ein Bedürfnis hat, und sich Zeit lassen, denn der Dickdarm hört auf die Pawlowschen Gesetze!
- Keine chemischen Abführmittel verwenden, da sie die Darmschleimhaut reizen! Es gibt im übrigen genügend natürliche: Trockenpflaumen oder Feigen, die frau am abend vorher eingeweicht hat, Tee oder Urtinktur von Faulbaum (Rhamnus frangula), Leinsamen (Linus usitatissimum), Pfirsich (Amygdalus persica), Löwenzahn (Taraxacum), Gurkenkraut (Borago officinalis), Fenchel (Foeniculum vulgare), Sennesblätter (Senna), Malve (Malva sylvestris) usw. Die Liste könnte noch länger sein. Im Fall einer hartnäckigen Verstopfung ist es besser, ein mechanisches Hilfsmittel zu nehmen, wie etwa Glyzerinzäpfchen, das den Stuhl flüssig macht, oder einen Einlauf 1-2 mal pro Woche bei veränderter Ernährung.

*Hämorrhoiden* tauchen im Zusammenhang mit verschiedenen Erscheinungen auf. Zunächst einmal besteht eine Insuffizienz

---

* Da dieser Ratschlag nun mindestens zum vierten Mal kommt, ist hier der Augenblick gekommen zu differenzieren, denn selbst diese Frage wird kontrovers diskutiert (z.B. sind die MakrobiotikerInnen dagegen). Die Überlegungen, um die es hier geht, sind eher mechanischer Natur: einen Harnstau vermeiden, die Giftstoffe verdünnen (z.B. bei Einnahme von Antibiotika ...), aber wenn frau sich gesund fühlt, braucht sie nichts zu verdünnen, und es bekommt manchen Frauen besser, weniger zu trinken!

*Ernährung*

der großen tiefliegenden Blutbahnen und eine Reizung der Leber mit Rücklauf der Vena cava. Das Blut macht sich dann Oberflächenvenen zunutze, um zum Herzen zurückzugelangen; die besitzen aber keine solch große Kapazität und erweitern sich deshalb. Krampfadern entstehen auf ähnliche Weise.

Bestimmte Faktoren verschlimmern diese Tendenz: Übergewicht, Zellulitis oder Schwangerschaftshormone und die Pille ...

Schließlich lassen eine Verstopfung und die Tatsache, daß frau drücken muß, die Hämorrhoiden hervortreten. Sie werden verletzt und bluten. Zuerst muß deshalb die Verstopfung bekämpft werden. Vor allem sollten die gekochten tierischen Fette verringert und durch pflanzliche Fette ersetzt werden. Im übrigen ist alles, was die lokale Blutzirkulation fördert, heilsam, wie z.B. ein kaltes Sitzbad am Morgen, Gymnastik, Schwimmen, Zu-Fuß-Gehen usw. Von heißen Bädern ist abzuraten, da sie die Venen, die schon etwas angespannt sind, noch mehr erweitern.

Diese Situation kann auch verbessert werden durch:

- *Spurenelemente:* wir nennen hier Mg (Magnesium), Mn (Mangan), Co (Kobalt), Li (Lithium).
- *Pflanzen in Form von Säften,* vor allem Traube, Artischocke, Löwenzahn, Heidelbeere und Schwarze Johannisbeere. Wenn frau eine gründlichere Behandlung mit Pflanzen wünscht, sollte sie sich zuerst für die Entschlackungsmittel von Leber, Galle und Niere interessieren, die schon etliche Male zitiert wurden. Und vor allem für die Pflanzen, die eine *kreislauffördernde* Wirkung haben. Sie sind sehr zahlreich und unter den adstringierenden Stärkungsmitteln zu finden, den krampflösenden, den entzündungshemmenden und beruhigenden: Roßkastanie, Rote Weinrebe, Hamamelis, Zypresse, Kreuzkraut, Anemone, Weißdorn, Schafgarbe, Hydrastis, Heidelbeere, Schwarze Johannisbeere, Schachtelhalm, Eberesche, Haselnuß, Ginster, Kastanie und Stechmyrte.

Äußerlich angewendet, verschafft eiskaltes Hamameliswasser eine deutliche Linderung.

*Ernährung*

Die meisten dieser Pflanzen wurden schon in den vorangegangenen Kapiteln behandelt, mit Ausnahme der beiden folgenden:

ROSSKASTANIE (Aesculus hippocastanum)
Verwendet werden: Früchte, Rinde, Blätter
Eigenschaften: gefäßverengend und Stärkungsmittel für die Venen, verdünnt das Blut, wirkt adstringierend.
Indikationen: Hämorrhoiden, Krampfadern, Reizung der Leber, Beschwerden der Menopause, Erfrierungen.
Urtinktur: 20-40 Tropfen pro Tag vor den Mahlzeiten, 10-15 Tage im Monat
Glyzerinmazerat der Knospen: 10-20 oder bis zu 60 Tropfen pro Tag

In der *Homöopathie* wird Roßkastanie gegeben bei Hämorrhoiden, die wenig bluten, wenn die Person eine trockene Schleimhaut hat und das Gefühl, sie habe Nadeln im Enddarm.

STECHMYRTE (Ruscus aculeatus)
Verwendet werden: Rhizome
Eigenschaften: wirkt gefäßverengend auf das Venensystem (das stärkste Mittel dafür), Hämorrhoidenmittel, Mittel gegen Oedeme, harntreibend.
Indikationen: Erkrankungen der Venen und Kapillargefäße, Krampfadern, Folgen der Venenentzündung, schwere Beine, Oedeme und Krämpfe der unteren Gliedmaßen, Hämorrhoiden, Beschwerden der Menopause, Schmerzen bei der Menstruation, Harnsteine, Gicht, Vorbeugung gegen postoperative Embolien.
Sud: 60 g pro Liter, 2-3 Tassen pro Tag
Urtinktur: 20-60 Tropfen pro Tag
Eine wirksame Mischung ist:

Urtinktur Hydrastis
Urtinktur Roßkastanie          aa qsp 90 ml
Urtinktur Stechmyrte
3 mal 15 Tropfen pro Tag, selbst in der Schwangerschaft

_Ernährung_

## Reflexmassage gegen Verstopfung

Vom rechten Fuß ausgehend die Füße massieren wie in der Zeichnung angegeben. Den Zonen des Dickdarms nachgehen, und zwar im Uhrzeigersinn. Mit beiden Daumen ziemlich tief massieren und bei den druckempfindlichen oder verhärteten Zonen anhalten. Es ist wichtig, die zwei Winkel zu bearbeiten, an denen der Verlauf stockt, besonders den rechten Winkel: Galle, Leber.

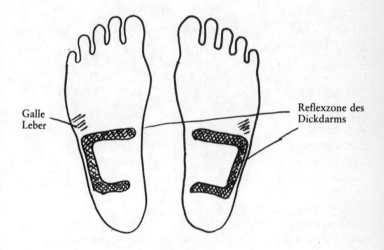

# Anhang 1
## VERZEICHNIS DER PFLANZENNAMEN
deutsch – latein

| | | |
|---|---|---|
| Ackergauchheil | Anagallis arvensis | 43 |
| Artischocke | Cynara scolymus | 119 |
| Aufrechtes Glaskraut | Parietaria officinalis | 153 |
| | | |
| Baldrian | Valeriana officinalis | 145f. |
| Bärentraube | Arbutus uva ursi | 127, 131 |
| Baumwollstrauch | Gossypium herbacetum | 42f. |
| Beifuß | Artemisia vulgaris | 38f., 54f. |
| Beinwell, Wallwurz | Symphitum officinale | 91, 100 |
| Bergbohnenkraut | Satureia montana | 94 |
| Bibernelle, Kleine | Poterium sanguisorba | 53 |
| Birke | Betula alba | 156, 163 |
| Boldo | Pneumus boldus | 120 |
| Brennessel, Kleine | Urtica urens | 101 |
| Brombeere, Wilde | Rubus fructicosus | 33, 132 |
| Buchsbaum | Buxus sempervirens | 103 |
| | | |
| Condurango | Gonolobus condurango | 120 |
| Curry | Curcuma xanthorriza | 120f. |
| | | |
| Eberesche | Sorbus aucuparia | 73, 167 |
| Echinacea | Echinacea angustifolia | 100f. |
| Eibisch, Echter | Althaea officinalis | 91 |
| Eiche | Quercus robur | 132 |
| Eisenhut | Aconitum napellus | 155 |
| Engelwurz | Angelica archangelica | 23,29,35 |
| Entenfuß, Maiapfel | Podophyllum peltatum | 105 |
| Erdrauch, Gemeiner | Fumaria officinalis | 120 |
| Eukalyptus, Fieberbaum, Blaugummibaum | Eucalyptus globulus | 95 |
| | | |
| Faulbaum | Rhamnus frangula | 181, 210 |
| Fenchel | Foeniculum vulgare | 210 |
| Fenchelholz | Sassafras | 116 |
| Frauenmantel | Alchemilla vulgaris | 29 |
| Frauenwurzel | Caulophyllum thalictroides | 30, 40, 50 |
| | | |
| Gewürznelke | Eugenia caryophyllata | 53 |
| Ginseng | Panax ginseng | 66 |
| Goldrute, Gemeine | Solidago virgaurea | 156, 163 |
| Gurkenkraut | Borago officinalis | 210 |
| Graue Heide | Erica cinerea | 127, 130 |
| Grießwurz | Pareira brava/Chondodendron | 153, 161 |

*Anhang 1*

| | | |
|---|---|---|
| Haarstrang | Peucedanum officinalis | 43 |
| Habichtskraut, Kleines | Hieracium pilosella | 155f. |
| Hagebutte, Frucht der Heckenrose | Rosa canina | 21, 33 |
| Hamamelis | Hamamelis virginiana | 55, 65f. |
| Heckenrose | Rosa canina | 33, 121 |
| Heidelbeere | Vaccinium myrtillus | 155 |
| Herbstzeitlose | Colchicum autumnale | 105 |
| Herzgespann, Echtes | Leonorus cardiaca | 69, 76 |
| Himbeere | Rubus idaeus | 30, 34 |
| Hirtentäschel, Gemeines | Capsella bursa-pastoris | 113 |
| Holunder | Sambucus nigra | 167 |
| Hopfen | Sarsaparilla | 67 |
| Hydrastis | Hydrastis canadensis | 90 |
| | | |
| Immergrün | Vinca | 73 |
| »Indischer Nierentee« | Orthosiphon stamineus | 153 |
| Ingwer | Zingiber officinale | 31 |
| | | |
| Kajeputbaum | Melaleuca leucadendron | 95 |
| Kamille | Chamomilla vulgaris, germanica | 30 |
| Kawa-kawa | Piper methysticum | 113 |
| Kiefer | Pinus sylvestris | 95 |
| Kinkelibah | Combretum raimbaultii | 143 |
| Klette, Große | Arctium lappa | 100, 102f. |
| Knoblauch | Allium sativum | 83, 87, 113 |
| Kreuzkraut | Senecio jacobea | 34, 38 |
| | | |
| Lavendel, Echter | Lavandula angustifolia | 75 |
| Leinsamen | Linus usitatissimum | 210 |
| Linde | Tilia europea | 153 |
| Lithospermum | Lithospermum ruderdale | 75 |
| Löwenzahn | Taraxacum officinale | 181 |
| | | |
| Malve | Malva officinalis | 91, 210 |
| Mammutbaum | Sequoia gigantea | 182 |
| Meerettich, Wilder | Cochlearia armorica | 129f. |
| Melisse | Melissa officinalis | 55, 67 |
| Melonenbaum | Carica papaya | 153 |
| Minze | Mentha piperata | 136 |
| Mistel | Viscum album | 199f. |
| Mönchspfeffer | Vitex agnus castus | 160 |
| Moosfarne | Selaginellen, z.B. Selaginella helvetica | 76 |
| Mutterkorn von Roggen | Claviceps purpurea | 52 |
| | | |
| Odermenning, Kleiner | Agrimonia eupatoria | 132 |
| Oregano | Origanum vulgare | 94 |
| | | |
| Petersilie | Petroselium sativum | 41 |
| Pfingstrose | Paeonia officinalis | 52 |

215

*Anhang 1*

| | | |
|---|---|---|
| Poleiminze | Mentha pulegium | 38f., 41ff. |
| Preiselbeere | Vaccinium vitis idaea | 155 |
| | | |
| Quecke | Triticum repens | 153 |
| | | |
| Rainfarn | Tanacetum vulgare | 69, 74 |
| Rhabarber | Rheuna officinale | 76 |
| Ringelblume | Calendula officinalis | 69, 74, 90f. |
| Rosmarin | Rosmarinus officinalis | 75f. |
| Roßkastanie | Aesculus hippocastanum | 212 |
| | | |
| Saathafer | Avena sativa | 144 |
| Salbei | Salvia officinalis | 31ff., 35, 69, 73 |
| Salbei-Gamander | Teucrium scorodonia | 43 |
| Salweide | Salix alba | 161 |
| Sandelholz | Santalum spicatum | 113 |
| Schachtelhalm | Equisetum arvense | 38, 50, 73 |
| Schafgarbe | Achillea millefolium | 23, 28f. |
| Schlangenkraut | Cimicifuga racemosa | 23, 40, 54 |
| Schlüsselblume | Primula officinalis | 147 |
| Schöllkraut, Großes | Chelidonium majus | 163, 182 |
| Schwarze Bulte, Schwarzer Andorn | Ballota nigra | 159 |
| Schwarze Johannisbeere | Ribes nigrum | 23, 30f., 211 |
| Sebenstrauch, Sadebaum | Juniperus sabina | 43 |
| Seerose | Nuphar | 91 |
| Seifenkraut | Saponaria officinalis | 100, 103 |
| Sennesblätter | Senna | 210 |
| Sonnenblume | Helianthus annuus | 97f. |
| Stechmyrte, Echter Mäusedorn | Ruscus aculeatus | 212 |
| Stechwinde | Smilax uspera | 103f. |
| Steinklee | Melilotus officinalis | 55, 65 |
| Steinsamen, Meerhirse | Lithospermum officinale | 160 |
| Stiefmütterchen, Wildes | Viola tricolor | 121 |
| Stinkandorn | Ballota foetida | 144ff. |
| Stinkstrauch | Anagyris foetida | 43 |
| | | |
| Thuya, Lebensbaum | Thuya occidentalis | 53, 76 |
| Thymian | Thymus vulgaris | 93, 136 |
| Tüpfeljohanniskraut | Hypericum perforatum | 132 |
| | | |
| Wacholder, Gemeiner | Juniperus communis | 113, 130 |
| Wegerich | Plantago | 127, 130f., |
| Weiderich | Lythrum salicaria | 132 |
| Weißdorn | Crataegus oxycantha | 55, 67 |
| Weiße Taubnessel | Lamium album | 127, 131 |
| Weizen | Triticum vulgare | 125 |
| Wiesenkuhschelle | Anemona pulsatilla | 146 |
| | | |
| Ysop | Hysoppus officinalis | 43 |

*Anhang 1*

| | | |
|---|---|---|
| Zimt | Cinnamomum zeylanicum | 51 |
| Zitrone | Citrus medica | 50 |
| Zitronenpelargonie | Pelargonium odorantissimum | 51f. |
| Zypresse | Cupressus | 51, 66 |

## VERZEICHNIS DER PFLANZENNAMEN
latein – deutsch

| | | |
|---|---|---|
| Achillea millefolium | Schafgarbe | 23, 28f. |
| Aconitum napellus | Eisenhut | 155 |
| Aesculus hippocastanum | Roßkastanie | 212 |
| Agrimonia eupatoria | Kleiner Odermenning | 132 |
| Alchemilla vulgaris | Frauenmantel | 29 |
| Allium sativum | Knoblauch | 83, 87, 113 |
| Althaea officinalis | Echter Eibisch | 91 |
| Anagallis arvensis | Ackergauchheil | 43 |
| Anagyris foetida | Stinkstrauch | 43 |
| Anemona pulsatilla | Wiesenkuhschelle | 146 |
| Angelica archangelica | Engelwurz | 23, 29, 35 |
| Arbutus uva ursi | Bärentraube | 127, 131 |
| Arctium lappa | Große Klette | 100, 102f. |
| Artemisia vulgaris | Beifuß | 38f., 54f. |
| Avena sativa | Saathafer | 144 |
| | | |
| Ballota foetida | Stinkandorn | 144ff. |
| Ballota nigra | Schwarze Bulte, Schwarzer Andorn | 159 |
| Betula alba | Birke | 156, 163 |
| Borago officinalis | Gurkenkraut | 210 |
| Buxus sempervirens | Buchsbaum | 103 |
| | | |
| Calendula officinalis | Ringelblume | 69, 74, 90f. |
| Capsella bursa-pastoris | Gemeines Hirtentäschel | 113 |
| Carica papaya | Melonenbaum | 153 |
| Caulophyllum thalictroides | Frauenwurzel | 30, 40, 50 |
| Chamomilla vulgaris, germanica | Kamille | 30 |
| Chelidonium majus | Großes Schöllkraut | 163, 182 |
| Chondodendron | Grießwurz | 153, 161 |
| Cimicifuga racemosa | Schlangenkraut | 23, 40, 54 |
| Cinnamomum zeylanicum | Zimt | 51 |
| Citrus medica | Zitrone | 50 |
| Claviceps purpurea | Mutterkorn von Roggen | 52 |
| Cochlearia armorica | Wilder Meerettich | 129f. |
| Colchicum autumnale | Herbstzeitlose | 105 |
| Combretum raimbaultii | Kinkelibah | 143 |
| Crataegus oxycantha | Weißdorn | 55, 67 |
| Cupressus | Zypresse | 51, 66 |

217

## Anhang 1

| | | |
|---|---|---|
| Curcuma xanthorriza | Curry | 120f. |
| Cynara scolymus | Artischocke | 119 |
| | | |
| Echinacea angustifolia | Echinacea | 100f. |
| Equisetum arvense | Schachtelhalm | 38, 50, 73 |
| Erica cinerea | Graue Heide | 127, 130 |
| Eucalyptus globulus | Eukalyptus, Fieberbaum, Blaugummibaum | 95 |
| Eugenia caryophyllata | Gewürznelke | 53 |
| | | |
| Foeniculum vulgare | Fenchel | 210 |
| Fumaria officinalis | Gemeiner Erdrauch | 120 |
| | | |
| Gonolobus condurango | Condurango | 120 |
| Gossypium herbacetum | Baumwollstrauch | 42f. |
| | | |
| Hamamelis virginiana | Hamamelis | 55, 65f. |
| Helianthus annuus | Sonnenblume | 97f. |
| Hieracium pilosella | Kleines Habichtskraut | 155f. |
| Hydrastis canadensis | Hydrastis | 90 |
| Hypericum perforatum | Tüpfeljohanniskraut | 132 |
| Hysoppus officinalis | Ysop | 43 |
| | | |
| Juniperus communis | Gemeiner Wacholder | 113, 130 |
| Juniperus sabina | Sebenstrauch, Sadebaum | 43 |
| | | |
| Lamium album | Weiße Taubnessel | 127, 131 |
| Lavandula angustifolia | Echter Lavendel | 75 |
| Leonorus cardiaca | Echtes Herzgespann | 69, 76 |
| Linus usitatissimum | Leinsamen | 210 |
| Lithospermum officinale | Steinsamen, Meerhirse | 160 |
| Lithospermum ruderdale | Lithospermum | 75 |
| Lythrum salicaria | Weiderich | 132 |
| | | |
| Malva officinalis | Malve | 91, 210 |
| Melaleuca leucadendron | Kajeputbaum | 95 |
| Melilotus officinalis | Steinklee | 55, 65 |
| Melissa officinalis | Melisse | 55, 67 |
| Mentha piperata | Minze | 136 |
| Mentha pulegium | Poleiminze | 38f., 41ff. |
| Nuphar | Seerose | 91 |
| | | |
| Origanum vulgare | Oregano | 94 |
| Orthosiphon stamineus | »Indischer Nierentee« | 153 |
| | | |
| Paeonia officinalis | Pfingstrose | 52 |
| Panax ginseng | Ginseng | 66 |
| Pareira brava / Chondodendron | Grießwurz | 153, 161 |
| Parietaria officinalis | Aufrechtes Glaskraut | 153 |
| Pelargonium odorantissimum | Zitonenpelargonie | 51f. |

_Anhang 1_

| | | |
|---|---|---|
| Petroselium sativum | Petersilie | 41 |
| Peucedanum officinalis | Haarstrang | 43 |
| Pinus silvestris | Kiefer | 95 |
| Piper methysticum | Kawa-kawa | 113 |
| Plantago | Wegerich | 127, 130f. |
| Pneumus boldus | Boldo | 120 |
| Podophyllum peltatum | Entenfuß, Maiapfel | 105 |
| Poterium sanguisorba | Kleine Bibernelle | 53 |
| Primula officinalis | Schlüsselblume | 147 |
| | | |
| Quercus robur | Eiche | 132 |
| | | |
| Rhamnus frangula | Faulbaum | 181, 210 |
| Rheuna officinale | Rhabarber | 76 |
| Ribes nigrum | Schwarze Johannisbeere | 23, 30f., 211 |
| Rosa canina | Heckenrose, Hagebutte | 21, 33, 121 |
| Rosmarinus officinalis | Rosmarin | 75f. |
| Rubus fructicosus | Wilde Brombeere | 33, 132 |
| Rubus idaeus | Himbeere | 30, 34 |
| Ruscus aculeatus | Stechmyrte, Echter Mäusedorn | 212 |
| | | |
| Salix alba | Salweide | 161 |
| Salvia officinalis | Salbei | 31ff., 35, 69, 73 |
| Sambucus nigra | Holunder | 167 |
| Santalum spicatum | Sandelholz | 113 |
| Saponaria officinalis | Seifenkraut | 100, 103 |
| Sarsaparilla | Hopfen | 67 |
| Sassafras | Fenchelholz | 116 |
| Satureia montana | Bergbohnenkraut | 94 |
| Selaginellen, z.B. Selaginella helvetica | Moosfarne | 76 |
| Senecio jacobea | Kreuzkraut | 34, 38 |
| Senna | Sennesblätter | 210 |
| Sequoia gigantea | Mammutbaum | 182 |
| Smilax uspera | Stechwinde | 103f. |
| Solidago virgaurea | Gemeine Goldrute | 156, 163 |
| Sorbus aucuparia | Eberesche | 73, 167 |
| Symphitum officinale | Beinwell, Wallwurz | 91, 100 |
| | | |
| Tanacetum vulgare | Rainfarn | 69, 74 |
| Taraxacum officinale | Löwenzahn | 181 |
| Teucrium scorodonia | Salbei-Gamander | 43 |
| Thuya occidentalis | Thuya, Lebensbaum | 53, 76 |
| Thymus vulgaris | Thymian | 93, 136 |
| Tilia europea | Linde | 153 |
| Triticum repens | Quecke | 153 |
| Triticum vulgare | Weizen | 125 |
| | | |
| Urtica urens | Kleine Brennessel | 101 |

## Anhang 1

| | | |
|---|---|---|
| Vaccinium myrtillus | Heidelbeere | 155 |
| Vaccinium vitis idaea | Preiselbeere | 155 |
| Valeriana officinalis | Baldrian | 145f. |
| Vinca | Immergrün | 73 |
| Viola tricolor | Wildes Stiefmütterchen | 121 |
| Viscum album | Mistel | 199f. |
| Vitex agnus castus | Mönchspfeffer | 160 |
| | | |
| Zingiber officinale | Ingwer | 31 |

Quellen:
Madaus, Gerhard: *Lehrbuch der biologischen Heilmittel,* Leipzig 1938
Berger, Franz: *Synonyma- Lexikon der Heil- und Nutzpflanzen,* Lehrbuch der Botanik für Hochschulen, begründet von Strasburger; Neubearbeitung von Dietrich von Denffer u.a., Stuttgart 1978

**Anhang 2**
STICHWORTVERZEICHNIS
(ohne Pflanzennamen)

Adnexitis 108, 137ff.
Akupressur 22
Akupunktur 44f.
Amenorrhoe 48, 70ff.
AntroposophInnen 198f.
Aromatogramm 92, 116ff.
Ätherische Öle (s.a.Anhang 4) 89ff.
Ausfluß 81, 84f., 92, 109, 123, 128ff.
Bartholinische Zyste 134ff.
Bartholinitis 108, 134ff.
Blasenentzündung 148ff.
Blutungen 45ff., 172
Brustkrebs 194ff.
Brustzyste 164f.
Candida 80ff.
Cantharis 155
Cervicitis (Gebärmutterhalsentzündung) 108, 123ff.
Chemotherapie 194ff.
Chlamydien 106f.
Chlamoxyl® 111f., 138, 142, 150
Curettage (Ausschabung) 46, 49, 170, 195
Danazol 158
Desoxyribonukleinsäure (DNS) 183f.
Diäthylstilbestrol (DES) 58, 61, 71
Diuretikum 21
Dosierungen s.Anhang 4
Dyneric® 32, 72
Eierstockschmerzen 137f., 174
Eisen (Fe) 27, 63
Eiweiß 206
Ektopie 123, 179
Elastizität der Vagina 62f., 129
Emmenagogum 39
Endometriose 47, 157ff.
Endometritis 137ff.
Entschlackung 73, 117, 143, 210ff.
Ernährung 35f., 62ff., 72, 139, 152, 165f., 185f., 200ff.
Fehlbildungen des Gebärmutterhalses 177ff.
Flagyl® 85, 110
Follikelstimulierendes Hormon (FSH) 14, 16ff., 70, 174
Gebärmutterhalskrebs 191ff., 197
Gebärmutterkrebs 196
Gestagene 14, 32, 49, 71, 160, 196
Gestagen-Ähnliche 19, 73

221

*Anhang 2*

Gonorrhoe 111ff.
Gonokokken 85, 108, 141
Gyno-Sterosan® 89
Hämophilius 109f.
Hämorrhoiden 47, 51, 210
Harn-pH-Wert 151f.
Herpes (Bläschenflechte) 98ff.
Hitzewallungen 57, 64, 158
Hormone 14ff., 34, 48f., 57, 158, 187
  Ersatzhormone 57ff.
Hormoneller Rückkopplungsmechanismus (Feed back) 16f., 70, 174
Hormonzyklus, menstrueller 14ff., 45ff., 70ff., 166
Hypophyse 16f., 70ff., 158
Hypothalamus 71
Hysterektomie 49
Iliosakralgelenk 147
Iskador 198f.
Jackson 207
Juckreiz 80, 84, 111, 128ff.
Kalzium (Ca) 20, 26, 63
Kalium (K) 20, 96
Karotte 20, 27
Kobalt (Co) 211
Kohl 143
Kolpitis s.u. Cervicitis
Kolposkopie 191
Kondylom (Feigwarze) 104f., 179
Konisation 177, 197
Kousmine, Dr. 35, 151, 166, 185, 198, 202ff.
Krebs (Karzinom) 48, 61, 134, 166, 180, 183ff.
Kreislaufstörungen 64, 166
Kupfer (Cu) 117, 139, 141
Kupfer-Gold-Silber (Cu-Au-Ag) 68, 141f. (s.a.Anhang 5)
Leukoplakie 179
Lithium (Li) 21, 211
Luteinhormon (LH) 14, 70, 174
Luteinstimulierendes Hormon (LSH) 14f.
Magnesium (Mg) 20, 26f., 64f., 68, 211
Mammographie 164, 194
Mangan (Mn) 63, 172f., 211
Mangan- Kupfer (Mn-Cu) (s. Anhang 5)
Mangan-Kobalt (Mn-Co) (s. Anhang 5)
Massage 43f., 213
Menopause 56ff., 129, 159
Menstruation 14ff.
  schmerzhafte Menstruation 24ff.
  unregelmäßige Menstruation 32ff.
  verfrühte Menstruation 32ff.
  verspätete Menstruation 33ff.

*Anhang 2*

Metaplasie 179
Monilia 80ff.
Milchsäure 83, 89
Mykoplasmen 107ff.
Myom 48, 170ff.
Natriumcarbonat 82, 152
Nervosität und Schlafstörungen 64, 73, 169, 175
Osteoporose 59f.
Östrogene 14ff., 32ff., 49, 58ff., 71
Östrogen-Ähnliche (Steroid-Ähnliche) 72f.
Ovarialzyste (Eierstockzyste) 174f.
Pap 48, 104, 177, 191, 197
Parakeratose (Verhornungsanomalie) 179
Penbritin® 138
Pendel (Magnetismus) 119
Phosphor 60, 64
Polyp (Schleimhautwucherung) 47, 170, 179
Praemenstruelles Syndrom (PMS) 18ff.
Progesteron s.u. Gestagen
Pruritus s.u. Juckreiz
Radiotherapie 194ff.
Salz (NaCl) 19f., 27
Säuren- und Basenerzeuger 152, 207f.
Säuregrad, vaginaler 88f., 128
Schlaflosigkeit 21, 64, 73
Selbstuntersuchung der Brüste 188ff.
Simonton 188, 208
Spekulum 47, 79, 82
Spurenelemente 67f., 117 (s.a. Anhang 5)
Streptokokken 110f.
Syphilis 113f.
Testosteron 49
Thermographie 164
Tonerde 122, 133ff., 167, 169
Trichomonaden 84ff.
Tripper s.u. Gonorrhoe
Unterleibsschmerzen 111, 124, 137, 174
Vaginalentzündungen 77ff., 88ff., 108ff.
  chronische Vaginalentzündungen 116ff.
Vaginitis 77ff.
Vibramycin® 107, 110, 150
Vernes Test 192f., 198
Verstopfung 210ff.
Vitamin A 27, 63, 197
Vitamin B 20, 27, 63, 197
Vitamin C 26, 27, 197
Vitamin D 26, 62
Vitamin E 36, 62, 197
Vitamin F 36, 62f., 197

*Anhang 2*

Vulvitis  77ff.
Yoga (Aviva Steiner)  27f., 37, 171
Zervixschleim  128f.
Zink-Kupfer (Zn-Cu), Zink-Nickel-Kobalt (Zn-Ni-Co) 68 (s.a.Anhang 5)
Zyklus imitieren  74, 160f.
Zysten  164ff., 171, 174ff.

**Anhang 3:**
## DEFINITIONEN UND ERKLÄRUNGEN

**aa (lat. ana):** zu gleichen Teilen

**Abdomen:** Bauch, Unterleib

**Ableitendes Mittel:** Heilmittel, das Behinderungen im Blutserum anzieht (Blutegel, Schröpfkopf, blutreinigendes Mittel).

**Adstringens:** blutstillendes, zusammenziehendes Mittel.

**Akute Krankheit:** Eine Krankheit, die plötzlich und heftig auftritt und sich in entzündlichen, infektiösen Symptomen zeigt, die im allgemeinen besorgniserregend sind.

**Albuminurie:** Vorkommen von Albumin oder Eiweiß im Urin, was physiologisch nicht normal ist (da sie die Niere normalerweise nicht durchläßt).

**Alkalisch oder basisch:** chemisches Prinzip, das den Säuren entgegengesetzt ist (eine Base neutralisiert eine Säure; eine Säure neutralisiert eine Base).

**Allopathie:** Hauptbestandteil der Schulmedizin; Therapie, die Krankheiten mit »Gegenmitteln« zu heilen versucht; Gegensatz zu Homöopathie, die »Ähnliches mit Ähnlichem« behandelt, also durch einen Anreiz, der in gleicher Richtung wirkt wie die Krankheit.

**Amenorrhoe:** Fehlen der Menstruation.

**Angina pectoris:** Ein Syndrom, das sich durch Krisen mit starken Schmerzen in der Herzgegend ausdrückt, die in den linken Arm ausstrahlen und von Angstzuständen begleitet sind. Fast immer auf eine Arteriosklerose der Coronargefäße und auf Spasmen dieser Arterien zurückzuführen.

**Antikörper:** Substanz, die bei der Entwicklung der Immunität mithilft, indem sie auf ein entsprechendes Antigen reagiert. Die Antikörper, die mit den Immunglobulinen verbunden sind, werden von den Lymphozyten produziert und durch Antigene stimuliert. Gewisse Antikörper existieren von vornherein im Serum. Sie sind die Verteidigungskräfte des Organismus, deren Aufgabe es ist, Mikroben und Giftstoffe zusammenzuballen, aufzulösen und zu neutralisieren.

*Anhang 3*

**Antigene:** Substanzen, die nicht als zum Körper gehörig betrachtet werden, Mikroben, Viren, Giftstoffe usw., die die Produktion von Antikörpern hervorrufen können.

**Adstringens:** Mittel, das die Gewebe konzentriert, zusammenzieht, blutstillend, mild antiseptisch und anästhetisch.

**Ätherische Öle:** Die ätherischen Öle oder aromatischen Essenzen sind duftende, ölige Substanzen (Aromen), die man aus gewissen Pflanzen durch Destillation, Einschneiden oder einfaches Auspressen gewinnen kann. Die Essenzen lösen sich in Öl oder Alkohol. Gasförmige Essenzen werden im gefärbten Glas bis zu einem Jahr aufbewahrt (siehe auch Grundlagen ihrer Anwendung).

**Aufguß:** Einen Aufguß erhält frau, indem sie kochendes Wasser auf die Blätter und Blüten der Pflanzen gießt und 10 Minuten ziehen läßt. Durchschnittlich werden 10-20 g der getrockneten oder frischen Pflanzen benötigt (eine Prise entspricht 2-3 g, 1 Teelöffel entspricht 5 g, 1 Eßlöffel entspricht 10 g und eine Handvoll 30-40 g).

**Blutandrang:** siehe unter »vollblütig«.

**Blutuntersuchung:** Eine Untersuchung des Blutes, die die Auszählung der roten Blutkörperchen, der weißen Blutkörperchen und ihre Differenzierung (in junge, alte, ...) umfaßt.

**Blutsenkung:** Untersuchung des Blutes, das in eine Glasröhre geschüttet wird und sich nach einer gewissen Zeit absetzt (die schweren Körperchen fallen auf den Grund des Röhrchens, im Fall einer Infektion oder Entzündung sind es mehr, die Ablagerung ist größer und der Wert deshalb höher).

**Carcinoma in situ:** Letztes Stadium vor einem eindringenden Krebs oder unbedingte Praekanzerose, im Gegensatz zu Dysplasien, bei denen die Entwicklung auch anders verlaufen kann. Die ganze Dicke des Epithels ist befallen, die Oberfläche eingerechnet (s.Abb. S.178).

**Cholesterinspiegel, erhöhter:** Zuviel Cholesterin im Blut, ein Faktor, der Herz-Kreislauf-Erkrankungen begünstigt. Das Cholesterin ist ein Abbauprodukt der Fette, das bei der Produktion von Sexualhormonen eine Rolle spielt.

**Chronische Krankheit:** Eine Krankheit, die fortdauert mit Verschlechterungen und Verbesserungen, die Krankheitsperioden sind weniger auffallend als bei der akuten Krankheit. Die Krankheit schließt eine

*Anhang 3*

Herabminderung gewisser Funktionen ein, die Schwäche eines Systems, das immer wieder von akuteren Zuständen befallen wird.

**Diathese:** individuelle Bereitschaft zu einer bestimmten krankhaften Reaktion.

**Diuretikum:** harntreibendes Mittel.

**Dysmenorrhoe:** schwierige und schmerzhafte Menstruation.

**Dysplasie:** Umwandlung der Zellen (z.B. des Gebärmutterhalses) in Form und Organisation (d.h. Atypie) und Erhöhung der Mitosen (verstärktes Wachstum, vergrößerte Kerne). Je nachdem wie stark die Umwandlung ist, werden drei Stadien unterschieden: leichte, mittlere und ausgeprägte Dysplasie. Eine bösartige Entwicklung ist möglich, aber nicht unabdingbar, ebenso ein spontanes Zurückgehen.

**Einlauf:** Säuberung des Dickdarms mit Hilfe von mindestens 1 Liter Flüssigkeit (z.B. Kamilleaufguß), Salz (wie in den Körperflüssigkeiten 0,9 %). Frau füllt die Flüssigkeit in einen Krug, den sie 60 cm über dem Körper abstellt, und läßt die Flüssigkeit durch einen Schlauch und eine in den After gesteckte Kanüle langsam in den Darm rinnen. Dabei legt frau sich zunächst auf die linke Seite, auf den Rücken und dann auf die rechte Seite, behält die Flüssigkeit ungefähr 15 Minuten im Darm, dann entleert sie ihn. Kann während der ersten Monate einer Umstellung in der Ernährung, vor einer Fastenkur, nützlich sein, um das übermäßige Eindringen von Giftstoffen durch die Darmscheidewand zu verhindern. Hilft auch gegen Kopfschmerzen und bei Reizzuständen.

**Ektopie:** Ausbreiten der Schleimhaut des Zervikalkanals auf die Oberfläche des Gebärmutterhalses. Da diese Schleimhaut anfälliger ist und weniger darauf angelegt, den Reizungen des Vaginalmilieus ausgesetzt zu sein, ist sie häufiger entzündet bzw. neigt zu Blutungen. Eine Ektopie kann auf eine Schwangerschaft, eine Abtreibung oder orale Verhütungsmittel zurückzuführen sein. Sie kann durch eine lokale Reizung aufrechterhalten werden.

**Elektrophorese:** Blutuntersuchung, bei der das Serum in mehreren Röhren mit verschiedenem pH-Wert gefüllt und dann einem magnetischen Feld ausgesetzt wird, was die Trennung und Untersuchung der Eiweiße ermöglicht.

**Emmenagogum:** Mittel, das das Eintreten der Menstruation fördert.

**Endometrium:** Schleimhaut, die das Innere der Gebärmutter auskleidet.

*Anhang 3*

**Endometritis:** Akute oder chronische Infektion der Gebärmutter, die hauptsächlich das Endometrium betrifft.

**Enteritis:** Entzündung des Dünndarms, Darmkatarrh.

**Enterocolitis:** Gleichzeitige Entzündung des Dünn- und des Dickdarmes.

**Entschlackungsmittel:** Mittel, das die Ausscheidung aller Giftstoffe, Ansammlungen von Flüssigkeiten und anderer Depots begünstigt.

**Epidermoide Metaplasie:** Umwandlung des Epithels (Schicht, die die Schleimhaut abdeckt), das normalerweise nicht »hornig« ist, in ein Epithel, das der Haut gleicht (dermoid). Dies passiert im allgemeinen als Antwort auf eine chronische Reizung der Schleimhaut und ist ein völlig normales Mittel zu ihrer Verteidigung.

**Essenz:** konzentrierter Duft- oder Geschmacksstoff aus pflanzlichen (oder tierischen) Substanzen.

**Feigwarzen:** Warzen, die durch eine örtliche Wucherung der Schleimhaut hervorgerufen werden können. Ihre Ursache ist ein Virus; sie können sich auf der Vulva, der Vagina, dem Gebärmutterhals, dem Darm, dem After oder dem Glied bilden.

**Fibrom:** gutartige Geschwulst aus Bindegewebe.

**Gestagenähnlich:** Imitiert die Gestagene: Frauenmantel, Mönchspfeffer, Steinsamen, Wiesen-Geißbart, Rainfarn, Lithospermum ruderdale.

**Glyzerinmazerat:** siehe unter Knospen.

**Gonorrhoe:** auch Tripper, Infektion mit Gonokokken.

**Katalysator:** Element, das selbst in sehr geringen Mengen Veränderungen in dem Milieu, in dem es sich befindet, hervorruft, ohne sich selbst chemisch zu verändern.

**Knospen:** In einem Alkohol-Glyzerinmazerat geben die Knospen die aktiven Stoffe besser ab. Sie werden in erster Dezimalverdünnung angewendet. Knospen haben die gleichen Eigenschaften wie die Pflanze, nur in konzentrierterer Form. Die Konservierung ist die gleiche wie bei den Urtinkturen.

**Leukoplakie:** eine weißliche Schicht auf einer Schleimhaut (hier dem Gebärmutterhals), die verschiedenen Ursprungs sein kann. Eine Schicht aus Keratin formt sich und löst sich in Platten und Schuppen ab.

**Lymphsystem:** umfaßt die Lymphe, ihre Kanäle und Drüsen (Lymphknoten). Es ist eines der Verteidigungssysteme oder ein Wegenetz des Organismus.

_Anhang 3_

**Mazerat:** mit Wasser oder anderen Lösungsmitteln bei Zimmertemperatur gewonnener Pflanzenauszug.

**Nebennierenrinde:** Gewebe der Nebenniere, das ungefähr 30 Hormone ausscheidet, u.a. das Aldosteron (harntreibendes Hormon) sowie die Östrogene und Cortison (entzündungshemmendes und antiallergisches Hormon).

**Neurovegetatives System:** Nervensystem, das vom zentralen Nervensystem unabhängig ist und in den Ganglienketten liegt, die auf beiden Seiten entlang der Wirbelsäule verlaufen. Es funktioniert durch ein sehr kompliziertes Reflexsystem mit im großen und ganzen zwei Sekretionen mit entgegengesetzter Wirkung, dem Adrenalin mit sympathischer Wirkung und dem Acetylcholin mit parasympathischer Wirkung.

- _sympathisch:_ beschleunigt den Herzschlag, verengt die Gefäße, erhöht den arteriellen Bluthochdruck und den Zucker im Blut, hemmt die Muskeln der Bronchien und der Gedärme.

- _parasympathisch:_ erweitert die Arterien und Kapillargefäße, verstärkt die Kontraktionen des Verdauungstraktes, löst die Kontraktion und Hypersekretion der Bronchien aus.

**Osteoporose:** Knochenschwund.

**Parakeratose:** Veränderung im Aussehen des Epithels, das in seiner Dicke vermindert ist und ein »Keratin« bildet (hornige Schicht, vergleiche epidermoide Metaplasie). Wird nicht als Praekanzerose angesehen.

**Parasympathikus:** siehe unter neurovegetatives System.

**Peritonitis:** akute und chronische Entzündung des Bauchfells.

**Phytotherapie:** Pflanzenheilkunde.

**Polyp:** Wucherung des Drüsengewebes, die sich im Gebärmutterhals oder in der Gebärmutter entwickelt und aus dem Gebärmutterhals herausragt. Oft ist eine dermoide Metaplasie damit verbunden, und die Oberfläche des Polypen kann ulcerieren oder bluten (Kontaktblutung). Eine bösartige Entwicklung ist selten.

**Präkanzerose:** Gewebsveränderung, die Entstehung eines Krebses vorbereitend oder begünstigend; oftmals als Vorstadium eines Krebses aufzufassen.

**qsp (lat. quantum satis per):** so viel wie nötig ist, um eine angegebene Menge zu erreichen.

*Anhang 3*

**Retroflexion:** Stellung der Gebärmutter, bei der sie gegen den Enddarm geknickt ist.

**Rhizom:** Wurzelstock, Erdsproß mit Speicherfunktion.

**Salpingitis:** akute oder chronische Entzündung der Eileiter.

**Spurenelemente:** Spurenelemente sind Metalle, die in einer Flüssigkeit gebunden sind. Sie wirken nicht durch ihre Anzahl, sondern rein qualitativ als Katalysatoren bei den Reaktionen im Organismus. Spurenelemente werden in schwacher Verdünnung angewendet und dynamisiert. Am besten werden sie unter der Zunge am Morgen eingenommen, bevor frau irgend etwas anderes in den Mund nimmt.

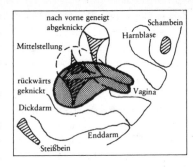

**Stärkungsmittel, Tonikum:** Anregungsmittel, das die Kräfte des Organismus aktiviert und wieder aufbaut, erhöht die Abwehrbereitschaft.

**Steroidähnlich:** Pflanzen, die die Hormone der Geschlechtsorgane und der Nebennierenrinde imitieren: Schwarze Johannisbeere, Salbei, Himbeere, Hagebutte, Wilde Brombeere u.a.

**Sud:** Eine Abkochung erhält frau, wenn sie die Wurzeln, die Stengel oder die Rinde von Pflanzen 5-10 Minuten kochen läßt, vorzugsweise in einem emaillierten Topf mit Deckel. Am besten ungesüßt trinken.

**Syndrom:** Eine Gruppe von Symptomen, die zusammen und gleichzeitig auftreten (im allgemeinen anstelle von »Krankheit« verwendet, wenn Zweifel über die Ursachen oder Zusammenhänge dieser Symptome besteht).

**Torsion:** Achsendrehung eines Organs, z.B. Gebärmutter.

**Urtinktur:** Urtinkturen sind Mazerate aus frischen oder trockenen Pflanzen in Alkohol (oder in einer anderen entsprechenden Flüssigkeit) zu gleichen Teilen. Für die Verdünnung von Tinkturen gibt es einen Code: ein Teil Pflanze auf 5 Teile Alkohol, 1 auf 10 bis 1 auf 20 im Fall von Calendula. Dies sind die grundlegenden Mittel der Homöopathie. Im farbigen Glas und vor Hitze geschützt kann Urtinktur ein Jahr aufbewahrt werden.

*Anhang 3*

**Vasomotorisch:** steht im Zusammenhang mit der Kontraktion und Erweiterung der Blutgefäße.

**»Vollblütig« (Blutandrang):** alter Ausdruck, der die Überfülle von Blut und »Humor« im Organismus bedeutet, für einen dicken, rotgesichtigen Typ mit gespannter und glänzender Haut.

**Zwischenblutung:** eine Blutung aus der Gebärmutter, die außerhalb der Menstruation vorkommt.

**Zyklus imitieren:** In der ersten Hälfte des Zyklus werden östrogenähnliche Pflanzen eingenommen und in der zweiten Hälfte des Zyklus gestagenähnliche Pflanzen. Während der Menstruation wird die Einnahme unterbrochen, und das Ganze wird während einiger Zyklen wiederholt mit dem Ziel, die Hormonsekretion zu regulieren (bei Amenorrhoe, Unfruchtbarkeit, Endometriose usw.).

**Anhang 4:**
## GRUNDLAGEN ZUR ANWENDUNG VON URTINKTUREN UND ÄTHERISCHEN ÖLEN

**Auf der Haut:** Es ist möglich, Urtinkturen wie beispielsweise Calendula unverdünnt anzuwenden, aber besser ist es, sie zu verdünnen (z.B. mit Wasser), und zwar bis zu einem Teelöffel pro Tasse. Auch ätherische Öle können konzentriert angewendet werden, aber es ist besser, sie in Öl oder Glyzerin zu verdünnen, z.B.:
- in Süßmandelöl
- in einer Pommade:

| | |
|---|---|
| Äthylalkohl | 4 g |
| Lanolin | 10 g |
| weiße Vaseline | 86 g |

Die ätherischen Öle werden in einem Anteil von 15 % zugegeben, d.h., ätherische Öle bis zu insgesamt 15 g.

**Auf der Schleimhaut** (z.B. der Vaginalschleimhaut): Es sollte hier keine konzentrierte Urtinktur angewendet werden, sondern sie sollte verdünnt werden, von 1/2 Teelöffel auf 1 Liter bis zu 1 Teelöffel auf 1/2 Liter. Keine konzentrierten ätherischen Ölen anwenden; sie brennen! Sie sind nicht in Wasser löslich, es ist also ein Hilfsmittel notwendig wie z.B.:

| | |
|---|---|
| Süßmandelöl | 60 g |
| Weizenkeimöl | 20 g |
| ätherische Öle insgesamt | 2 g maximal |

| | | |
|---|---|---|
| als Salbe: | Feuchtigkeitssalbe | 100 g |
| | Rizinusöl | 5 g |
| | ätherisches Öl, 2-3 Pflanzen | je 0,5 g |
| | Öl von Camomilla coctum | 2,5 g |

oder

| | | |
|---|---|---|
| als Zäpfchen: | ätherische Öle x, y und z | aa 1 Tropfen |
| | Urtinktur a und b | aa 0,15 g |
| | grüne Tonerde | 0,5 g |
| | Vitamin E | 0,2 g |
| | Bindemittel | qsp 5 g |

(d.h. soviel Bindemittel zugeben, bis das Zäpfchen 15 g wiegt).

*Anhang 4*

**Zum Einnehmen:** Urtinkturen können in ein wenig Wasser getrunken werden, nicht aber ätherische Öle, denn sie sind nicht löslich und brennen im Magen. Sie mit Honig einzunehmen ist auch nicht empfehlenswert, Glyzerin und Alkohol sind besser.

Beispiel:

| ätherisches Öl | 5 g insgesamt |
| --- | --- |
| Alkohol zu 94% | 50 g |
| Glyzerin zu 98% | 20 g |

10-25 Tropfen 2-3 mal am Tag, je nachdem, wie akut die Erkrankung und wie gut die Verträglichkeit ist.

Es ist auch möglich, ätherische Öle mit Sojahydrolisat zu mischen, was sie anscheinend noch besser auflöst und die Verträglichkeit erhöht (Laboratorium Phytolis, Genf). Dem Sojahydrolisat können ätherische Öle bis zu 10 und 20% zugegeben werden. Urtinkturen werden vor den Mahlzeiten, ätherische Öle nach den Mahlzeiten eingenommen.

Es gibt eine neue Form in der Pflanzenzubereitung, bei der die Enzyme aktiv bleiben, nämlich die Integrale Frischpflanzensuspension. Die ganze frische Pflanze wird tiefgefroren und pulverisiert. Zum Gebrauch wird das Pulver mit Wasser vermischt und setzt dadurch alle wirksamen Bestandteile frei, wie eine frische Pflanze und ohne irgendwelche Veränderungen durch ein alkoholisches Auszugsverfahren. Von diesen Frischpflanzensuspensionen werden täglich 1-3 Löffel voll genommen; ein Dosierlöffel wird mitgeliefert.

**Als Einlauf:** Die ätherischen Öle können hier folgendermaßen gemischt werden:

| ätherisches Öl | 5 g insgesamt |
| --- | --- |
| Süßmandelöl | 50 g |
| Traubenkern- oder Weizenkeimöl oder Paraffin | 50 g |

Für eine Dosis werden 10 ccm genommen, die in 25 oder 33 ccm eines der obengenannten Öle aufgelöst werden.

*Anhang 4*

## Dosierung für Kinder:

| Aufguß Abkochung | Essenzen Tinkturen |
|---|---|
| von  1- 3 Jahren: 1/6 | 1/20 der Erwachsenendosis |
| von  3- 7 Jahren: 1/4-1/3 | 1/6 |
| von  7-12 Jahren: 1/3-1/2 | 1/4-1/3 |
| von 12-20 Jahren: 1/3 | 1/2-2/3 |

Bei der Dosierung von Urtinkturen gilt auch die Regel: Ein Tropfen auf ein Kilo Körpergewicht pro Dosis.

## Beispiel eines Rezepts:

| ätherisches Öl x | |
|---|---|
| ätherisches Öl y | 1 Tropfen (d.h. 1 Tropfen von jedem) |
| ähterisches Öl z | |

| Urtinktur Calendula Urtinktur Beinwell | aa 0,05 g (zu gleichen Teilen, d.h. 0,5 g von jeder) |
|---|---|
| grüne Tonerde | 0,15 g |
| Bindemittel | qsp 1 Zäpfchen von 5 g |

1 Zäpfchen am Abend.

## Dosierung für Frauen:

Alle angeführten Dosierungen (Urtinkturen, ätherische Öle, Glyzerinmazerate) sind durchschnittliche Mengen. Will man sie genauer bestimmen, so ist das Körpergewicht der Frau und ihre Ernährungsweise zu berücksichtigen. Freilich wird eine Frau, die eine sehr reine Ernährungsweise hat und nicht raucht, eher auf die kleinste Dosis reagieren, als eine Frau, die schwere Kost zu sich nimmt oder als eine starke Raucherin.

**Anhang 5**
## ANWENDUNGSBEREICH DER SPURENELEMENTE

Die Spurenelemente, von denen hier die Rede ist, wirken nicht durch ihre Menge, wie etwa bei einer Mangelerscheinung denkbar wäre, sondern eher als Katalysatoren. Denn schon ihre Anwesenheit reguliert in gewisser Weise den chemisch-physikalischen Austausch und Stoffwechsel. Die Diathese (Krankheitsbereitschaft) stellt einen Zustand zwischen Gesundheit und Krankheit dar. Es besteht eine fortschreitende Störung oder ein fortschreitendes Ungleichgewicht. Die genannten Diathesen sind nicht statisch, und jede/jeder bewegt sich zwischen diesen Diathesen wie sie/er sich zwischen Gesundheit und Krankheit oder Krankheit und Gesundheit bewegt. Die Klassifikation der Diathesen hat etwas Willkürliches wie jede *Typologie*. Die Beschreibungen sollten mehr als Tendenzen, optimistische oder aggressive, verstanden werden, denn als eine Krankheitslehre. Bei der Arbeit mit den Diathesen der Spurenelemente geht es mehr um Ähnlichkeiten, die richtungsweisend sind, als um eine wirkliche Klassifikation. Wie in der Homöopathie braucht eine Frau nicht alle Merkmale einer Diathese aufzuweisen, um von der Wirksamkeit der Spurenelemente zu profitieren.

Der zur Beschreibung des Verhaltens angewandte Wortschatz macht keinen Unterschied zwischen Frauen und Männern. Menstruationsprobleme zählen zu den möglichen Symptomen, die die Frauen beschreiben, deren Zustand ein bestimmtes Spurenelement verbessern kann. Das gleiche Problem stellt sich in der Homöopathie (materia medica) mit der sehr genauen Beschreibung eines »Typen«, der durch eine bestimmte Pflanze verbessert wird. Gewisse Ausdrücke können für Frau und Mann nicht gleich verstanden werden, wie z.B. »Aggressivität«. Es fehlt immer noch ein feministischer Ansatz für eine *materia medica*, eine Typologie, die von uns ausgearbeitet wäre. Aber vorläufig geben uns diese Beschreibungen immer noch wertvolle Informationen, zum Beispiel zum Gebrauch der Spurenelemente.

### I. Die allergische Diathese (Mn oder Mangan)

Sie heißt auch arthritisch-allergisch und entspricht am ehesten dem gesunden Zustand. Sie ist hauptsächlich bei Jugendlichen oder jungen

*Anhang 5*

Erwachsenen anzutreffen. Ein Beispiel zu beschreiben ist schwierig. Frauen, die wir in diese Gruppe eingeordnet haben, befanden sich in guter Gesundheit: Sie kommen zur jährlichen Routineuntersuchung oder möchten ein Verhütungsmittel. Sie brauchen die Spurenelemente nicht.

Auf der anderen Seite kann dieses Spurenelement helfen, wenn folgende Anzeichen auftreten: Migräne, Ekzem, Nesselsucht, Asthma, Schnupfen, niedriger Blutdruck, angina pectoris, Arthritis, Lebererkrankung mit Migräne oder aufgrund von Ermüdung, Colitis, Steinleiden, Gicht, Fibrome, schmerzhafte Menstruation, Schwierigkeiten mit der Schilddrüse.
(Achtung: Es ist nicht anzuraten, die Spurenelemente auf Grund einer oder zwei dieser Anzeichen einzunehmen. In der Wahl eines Spurenelements ist der Gesamtzustand wichtiger als ein spezielles Symptom.)
In dieser Diathese finden wir eine eher optimistische Lebenseinstellung.

Bei Leberschwäche kann Mangan mit Schwefel und bei Schilddrüsenbeschwerden mit Jod kombiniert werden.


## II. Die hyposthenische Diathese (Mn-Cu, Mangan-Kupfer)

Sie heißt auch arthro-tuberkulöse Diathese und ist hauptsächlich durch Ermüdbarkeit charakterisiert.
Beispiel: S. konsultiert uns wegen Endometritis. Ihre Verdauung ist langsam, sie fühlt sich schwer. Ihre Energie entwickelt sich wie folgt durch den Tag über: morgens wacht sie gut auf, wird im Laufe des Tages immer müder, geht früh zu Bett, braucht viel Schlaf, viel Ferien ..., ihre Müdigkeit verschwindet mit dem Ausruhen.
Die Hyposthenikerin hat eine eher pessimistische Lebenseinstellung.


## III. Die dystonische Diathese (Mn-Co, Mangan-Kobalt)

Sie heißt auch neuro-arthritisch und entwickelt sich zumeist aus der allergischen Diathese.
Beispiel: U. klagt über chronische Infektionen: Vaginalentzündungen, Blasenentzündungen, Schnupfen, Mandelentzündungen. Sie ist den ganzen

*Anhang 5*

Tag über müde, mit plötzlichen Energieverlusten vor den Mahlzeiten und gegen 17.00 Uhr. Die Müdigkeit begleitet eine Schwere in den Beinen. Sie lebt eine schwierige Beziehungssituation, ist ziemlich ängstlich, gefühlsbetont, hat manchmal Herzklopfen. Bauchschmerzen vom Typ spastischer Colitis, auch Kopfweh stören sie. (Wie wir sehen können, bezieht sich die Dystonie auf das neuro-vegetative System.) Trotz Müdigkeit schläft sie wenig und schlecht. Es geht ihr besser nach einer langfristigen Einnahme von Mn-Co (10 bis 16 Wochen).

## IV. Die anergische Diathese (Cu-Au-Ag, Kupfer-Gold-Silber)

Beispiel: A. konsultiert uns wegen chronischer Annexitis. Die Schmerzen treten einen Monat nach der letzten Antiobiotikabehandlung wieder auf. Allein mit einem kleinen Kind kann sie sich schwer erholen. Sie ist ständig müde, auch wenn sie zeitweise einen kurzen Energieaufschwung, sogar Euphorie, erleben kann. Ihr Schlaf ist unregelmäßig, von Schlaflosigkeit und Alpträumen begleitet. Sie leidet unter ständiger Verstopfung, klagt über Rückenschmerzen. Sie scheint lebensunlustig. Die Wirkung von Cu-Au-Ag ist nicht anhaltend. Sie kann eine Antibiotikabehandlung unterstützen und ist besonders gut in den schwierigen Rekonvaleszenzen nach langen Infektionskrankheiten (z.B. ein nach langer Infektion lethargisches Kind).

Cu-Au-Ag wird über eine kurze Zeitspanne genommen, soll aber nicht von einem Tag zum anderen beendet werden: 3 mal pro Woche, während 2 Wochen 2 mal pro Woche, 1 mal pro Woche, stop.

## V. Das Syndrom der Adaptionsstörung
(Zn-Cu, Zink-Kupfer, oder Zn-Ni-Co, Zink-Nickel-Kobalt)

Dies ist die Diathese der funktionellen endokrinen Störungen (der Hypophyse, der Geschlechtsorgane, der Nebennierenrinde oder Bauchspeicheldrüse) oder des »Streß«.

Beispiel: A. konsultiert uns wegen polykystischer Brüste (angespannte, schmerzhafte Brüste). Sie ist sehr müde, wacht morgens schlecht auf, erlebt einen Energieabfall im Laufe des Tages ohne feste Zeiten, Anfälle von Heißhunger, plötzlicher Energiezuschuß abends, schlechter Schlaf,

*Anhang 5*

wacht regelmäßig um 2.00 Uhr morgens auf. Ihr Monatszyklus ist unregelmäßig, sie leidet unter Haarausfall. Ihr Zustand wird mit Zn-Ni-Co verbessert.

Diese Krankheitsbereitschaft »überlagert« häufig eine andere und ist immer nur vorübergehend. Sie ist eine Diathese des Übergangs. Die Spurenelemente können genommen werden, um eine andere Diathese hervorzurufen. Diese Kombination ist bei Krebs und Tuberkulose kontraindiziert.

Es gibt übrigens noch andere Spurenelemente (Lithium, Aluminium, Schwefel, Wismut ...), die bei anderen Erkrankungen helfen können. Weiteres siehe in der angegebenen Literatur.

Es gibt heute ein Verfahren zur Bestimmung der Spurenelemente im Haar einer Person. Es ermöglicht eine individuell abgestimmte Behandlung von Mangel- und Überschußzuständen, und zwar bei schwierigen chronischen Problemen, bei denen die klassischen Zuordnungen keine guten Ergebnisse liefern würden.

**Anhang 6**
LITERATURHINWEISE

## I. Frauenbücher

Grieve, M.: *A Modern Herbal,* Dover, N.Y. 1971, Bd.2

Boston Women's Health Book Collective: *Unser Körper, unser Leben,* Reinbek 1980

Bulletin contre-information santé des femmes, *Bon sang,* erscheint vierteljährlich, Genf 1980-1984

*Clio - eine periodische Zeitschrift zur Selbsthilfe,* Feministisches Frauengesundheitszentrum (FFGZ), Bamberger Str. 51, 1000 Berlin 30

Ehrenreich, Barbara und Deidre English: *Hexen, Hebammen und Krankenschwestern,* München 1975

Ewert/Karsten/Schultz: *Hexengeflüster - Frauen greifen zur Selbsthilfe,* Berlin 1980

Feminist Women's Health Association: *How to stay out of the gynecologist office,* Peace Press, Calif. 1981

Föderation der Feministischen Frauengesundheitszentren USA: *Frauenkörper - neu gesehen,* Berlin 1986

Frauen vom Frauengesundheitszentrum Genf: *Examen gynécologique et infection,* Genf 1976

Kean, Barbara: *The use of herbal birth control among Indian women in North America,* 1977

Kellehouse, Kristine und Chavola Esparza: *Herpease,* The Hot Flash, regelmäßige Zeitschrift des Women's Health Service, Santa Fe, USA

Lorde, Audre: *Auf Leben und Tod - Krebstagebuch,* Berlin: Orlanda Frauenverlag 1984

Potts, Billie: *Witches Heal - Lesbian herbal self-sufficiency,* Hecuba's Daughters Inc., Bearsville N.Y. 1981

Santa Cruz Women's Health Collective: *Lesbian health matter,* Santa Cruz 1979

Seamen, B. und G.: *Women in the crisis of sex hormones,* New York: Rawson Inc. 1977 (1982 in franz. Übersetzung erschienen: *Dossier hormones,* L'Impatient).

*Anhang 6*

Weed, Susun: *Naturheilkunde für schwangere Frauen und Säuglinge*, Berlin: Orlanda Frauenverlag 1989

## II. Sanfte Medizin und Ernährung

Beguin, Max-Henri: *Aliments naturels, dents saines*, Ed. de l'Etoile 1979

Binet, Claude: *Vitamines et vitaminothérapie*, St. Jean de Baye 1981

Breuss, R.: *Krebs/Leukämie* (Selbstverlag), Siedlerweg 4, A-6700 Bludenz/ Voralberg

Bergeret und Tetau: *La phytothérapie rénovée*, Maloine 1979

Dorvalt: *L'Officine*, Vogot 1978

Girault, M. (Hg. Belaiche): *Traité de phytothérapie et d'aromathérapie*, Bd. 3 Gynäkologie, Maloine 1979

Hutchens, Alma: *Indian Herbalogy in North America*, Marco, Kanada 1973

Jackson, Robert G.: *How to be always well* (franz.: *Ne plus jamais être malade)*, Müller, Schweiz, 1981

Jouarnny, J.: *Notions essentielles de matière médicale homéopathique*, Lyon 1977

*La radiesthésie ou le pouvoir du pendule*, Tschou 1981

Leclerc, H.: *Précis de phytothérapie*, Masson 1976

*Les 9 Grains d'or dans la cuisine - 400 recettes simples*, Emanuelle Aubert, Le courier du livre, Paris 1983

*Les oligo-éléments en médicine fonctionelle*, A. Dupouy, Maloine 1985

*Manger et Guérir*, Jacqueline Gauthey-Urwyler, Delachaux et Niestlé 1984

*Manger sainement pour bien se porter*, Jacqueline Gauthey-Urwyler (ehemalige Patientin von Dr. Kousmine), Delachaux et Niestlé 1984

Ménetrier, Jacques: *La médicine des fonctions*, Le François 1978

Meyer, Dr.: *Abrégé de phytothérapie médicale*, Med. Diffusion 1981

Moine, Michel: *Guide de radiesthésie*, Stockholm 1983

Pelt, Jean-Marie: *La Médicine par les plantes*, Fayard Paris 1981

Sal, J.: *Les oglio-éléments catalyseurs*, Maloine 1980

Schauenberg, P. und F. Paris: *Heilpflanzen, BLV Bestimmungsbuch*, [4]1981

Simonton, Carl, Stephanie Matthews und James Creighton: *Wieder gesund werden*, Eine Anleitung der Aktivierung der Selbstheilungskräfte für Krebspatienten und ihre Angehörigen, Reinbek 1982

Valnet, J.: *Phytothérapie, Aromathérapie, Traitement des maladies par les fruits, les legumes et les cereales*, Maloine

_Anhang 6_

Valnet, J. und Lapraz Durrafour: _Phythothérapie et aromathérapie_, Presse de la Renaissance 1979

### III. Sanfte Medizin und Krebs

Augusti, Yves: »Cancer et cancerometrie«, _Etudes 2_, April 1979

ADIS: _Depistage et diagnostic dans les medicines de terrain_, Schiltigheim

_Alors survient la maladie_, S.I.R.I.M. Société Internationale de Recherche Interdisciplinaire sur la Maladie, Hg. Empirika, Saint-Erme 1983

Dr. Philippe Lagarde (Hg. Pierre Marcel Favre): _Ce qu'on vous cache sur le cancer - lumière sur d'autres traitements_, Lausanne 1981

Gruppe für Krebs und andere schwere Krankheiten: _Approche du problème du cancer_, Grenoble 1978

Janet, Dr. J.: _Le traitment du cancer par les méthodes de Vernes_, Ed. Bio-mat, Bordeaux

Kousmine, Dr. C.: _Soyez bien dans votre assiette jusqu'a à 80 ans et plus_, Tschou 1980

Kuno, Manfred (Hg.): _Krebsforum. Zeitschrift für Ganzheitliche Krebsthera-pie_ (Organ des Beratungszentrums für Ganzheitliche Krebstherapie e.V. Berlin; Lindenufer 39, 1000 Berlin 20)

_L'Impatient_ (erscheint monatlich), Nr. 22: Psychisme et cancer; Nr. 23: Prévenier le cancer; Nr. 24: Comment s'en sortir, thérapeutiques reconnues et non reconnues, 1979

_Hinweise zur Intensiv-Therapie mit dem Mistel-Präparat VYSOREL:_

Kissel, D.: Infusionstherapie mit Mistelextrakten bei Karzinomen – Ein neues Prinzip in der Tumortherapie, in: _Zeitschrift für Allgemeinmedizin 15_, Mai 1987 (Hippokrates Verlag)

Kuno, Manfred D. und Renate Gussmann: _Möglichkeiten und Grenzen der Ganzheitlichen Krebstherapie_, Teningen: Sommer-Verlag 1990

Kuno, M.D.: »Hochdosierte, rhythmische Infusionstherapie mit Mistelex-trakt (VYSOREL) bei metastasierendem Mammakarzinom (Fallbe-richt), in: _Krebskurier 4_, März 1987

Kuno, M.D.: »Praktische Erfahrungen mit der hochdosierten intravenösen Infusionstherapie mit dem Viscum-Album-Extract VYSOREL bei PatientInnen mit malignen Geschwulstkrankheiten«, in: _Krebskurier 11_, April 1989

*Anhang 6*

Wolf, P.: »Rhythmische Infusionstherapie mit dem Viscum-Album-Extract VYSOREL/ISOREL bei zwei Patientinnen mit Knochenmetastasen, in: *Krebsgeschehen 6*, 1985

Wolf, P.: »Rhythmische Infusionsbehandlung von Karzinomen mit dem VISCUM-ALBUM-Extract VYSOREL«, in: *Krebskurier 6*, November 1987

Nähere Informationen über:

Arbeitsgruppe VYSOREL-Therapie: c/o Manfred Kuno, Manfred-von-Richthofen-Str. 15, 1000 Berlin 42

## IV. Schulmedizinische Bücher

Benson, R.: *Geburtshilfe und Gynäkologie,* Lange, Calif. 1979

*Encyclopédie médico-chirurgicale,* Editions techniques, Paris o.J.

Lansac, J. und P. Lecomte: *Gynécologie pur le practicien,* Ed. Simep, Lyon 1981

Pechère, J.-C.: *Les infectiones,* Maloine 1979

Rubin, Robert H.: *Infektionen des Uterustraktes*, Scientific American Inc. 1982

## V. Chinesische Medizin

Courbon, Robert: *Les trajets de l'énergie,* Ed. d'Istor Paris 1986

Revoultionskommitee für Gesundheit der Provinz Hunan: *A barfoot doctors manuel,* Cloudburst, USA, 1977

Ohashi, Wataru: *Shiatsu - die japanische Fingerdrucktherapie,* Hg. von Vicki Lindner, Freiburg 1978

Wong, Dr.: *Die chinesische Pflanzenmedizin,* Tschou 1976

## VI. Homöopathie

Boericke, W.: *Homöopathische Mittel und ihre Wirkungen* (Materia medica), Leer 1986

Hahnemann, S.: *Organon der Heilkunst,* Heidelberg 1988

*Kent's Repetitorium der homöopathischen Arzneimittel,* Heidelberg 1960

Maillé, Y.: *Tout savoir sur l'homéopathie,* Favre, Lausanne-Paris 1986

Senn, D.: *La balance tropique,* Fond. Cornelius Celcius, Lausanne 1980

*Anhang 6*

## Wichtige Adressen
## Frauengesundheitszentren in Deutschland

Feministisches
Frauengesundheitszentrum
Bamberger Str. 51
1000 Berlin 30
Tel. 030/213 95 97

Frauenselbsthilfeladen
im 13. Mond
Hagelberger Str. 52
1000 Berlin 61
Tel. 030/786 40 47

Feministisches
Frauengesundheitszentrum
Knooper Weg 32
2300 Kiel
Tel. 0431/9 44 49

Frauengesundheitszentrum
Hohenlohestr. 40
2800 Bremen
Tel. 0421/34 00 90

Frauengesundheitszentrum e.V.
Prinzenstr. 20a
3400 Göttingen
Tel. 0551/48 45 30

Frauengesundheitszentrum
Hagazussa e.V.
Roonstr. 92
5000 Köln 1
Tel. 0221/23 40 47

Feministisches
Frauengesundheitszentrum
Hamburger Allee 45
6000 Frankfurt/Main
Tel. 069/70 12 18

Feministisches
Frauengesundheitszentrum
Kernerstr. 31
7000 Stuttgart 1
Tel. 0711/29 64 32

Frauen und Mädchen
Gesundheitszentrum Freiburg
Talstr. 21
7800 Freiburg
Tel. 0761/7 70 54

Frauengesundheitszentrum
Güllstr. 3
8000 München 2
Tel. 089/725 02 03

Frauengesundheitszentrum e.V.
Schwarze Bärenstr. 1
8400 Regensburg
Tel. 0941/5 43 76

Feministisches
Frauengesundheitszentrum
Fürther Str. 154
8500 Nürnberg 80
Tel. 0911/32 82 62

*Anhang 6*

## Selbsthilfegruppen in anderen europäischen Ländern

**Belgien**
Aimer à Louvain la Neuve
Cour 3 Fontaines 31
1348 Louvain la Neuve
Tel. 010 41 12 02

**Schweiz**
Isis-WICCE
Case postale 2471
1211 Genève 2

Frauenpraxis Paradies
Paradiesstr. 11
4102 Binningen
Tel. 061/47 21 22

Centre de santé des femmes
Rosa Canina
4, rue du Môle
1201 Genf
Tel 022/ 86 75 75

Frauenambulatorium
Genossenschaft für
feministische Frauenmedizin
Mattengasse 27
8005 Zürich

Frauengesundheitszentrum
Sulgeneckstr. 60
3005 Bern
Tel.031/45 21 81

Centre Femmes et Santé
Rue Haure 21
2013 Colombier
Tel. 038/41 25 56

Frauen Ambi
27 Mattengasse
8005 Zürich
Tel. 01/44 77 50

**England**
Women and Health
Information Center
Featherstone 52-54
London EC1 8RT
Tel. 071/251 65 80

**Frankreich**
L'Impatient
9 rue Saulnier
75009 Paris

**Spanien**
Associacion de Mujeres
Para La Salud de Madrid
c/Barquillo 44
2. Izda
28004 Madrid

**Niederlande**
Vrouwengezondheidscentrum
Maliesingel 46
BM Utrecht
Tel. 030/71 12 78

244

*Anhang 6*

Vrouwengezondheitscentrum
Obiplein 4
1012 RZ Amsterdam
Tel. 020/93 43 52

**Österreich**
Frauen beraten Frauen
Lehargasse 9
1060 Wien

Feministisches
Frauengesundheitszentrum
Schwarzspanierstr. 20/10
1090 Wien

**Italien**
Centro di documentazione
sulla salute della donna
Casa della Donna
Via Vanghilia 3 bis
10124 Turin
Tel. 02/65 03 158

CEMP
Via E. Chiesa 1
Mailand
Tel. 02/78 39 15

Consultorio delle donne
Via Ferri
6900 Lugano
Tel. 22 99 91

## Verzeichnis der Pflanzenabbildungen

Seite  23: Engelwurz, Schwarze Johannisbeere, Schafgarbe, Schlangenkraut
Seite  38: Schachtelhalm, Poleiminze, Beifuß, Kreuzkraut
Seite  55: Weißdorn, Hamamelis, Melisse, Steinklee
Seite  69: Ringelblume, Rainfarn, Echtes Herzgespann, Salbei
Seite 100: Seifenkraut, Echinacea (Kupferblume), Große Klette, Beinwell
Seite 126: Graue Heide, Wegerich, Bärentraube, Weiße Taubnessel
Seite 145: Baldrian, Stinkandorn
Seite 163: Großes Schöllkraut, Mönchspfeffer, Birke, Gemeine Goldrute
Seite 199: Mistel

# Nicht nur für Schwangere ...

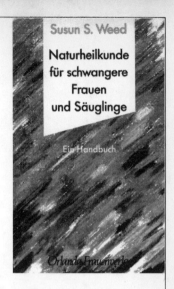

Susun S. Weed

## Naturheilkunde für schwangere Frauen und Säuglinge

Ein Handbuch

Aus dem amerikanischen Englisch von Bettina Becher

Mit einem Vorwort von Rina Nissim

Endlich ein Handbuch für alle, die kleine und auch schwerwiegendere Probleme vor, während und nach der Schwangerschaft mit naturheilkundlichen Mitteln behandeln wollen. Susun Weed geht auf eine Vielzahl von Aspekten ein – von fruchtbarkeitsfördernden Kräutern und Mitteln zur Geburtenkontrolle über die Behandlung von morgendlicher Übelkeit bis hin zu Mitteln gegen Wundstellen beim Säugling oder Problemen zwischen Mutter und Kind in den ersten Monaten nach der Geburt.

Die Autorin informiert über Kräuter, leitet die Leserinnen an, wie Tinkturen hergestellt und die geeignete Dosis bestimmt werden können. Darüber hinaus gibt sie Hinweise für Ernährung, Körperübungen und Veränderungen in Verhaltensweisen.

»Dieses Kräuterhandbuch ist ein ausgezeichneter, umfassender und brauchbarer Führer ...«
Dr.med. Lawrence Perl, New York

»Ein praktisches Buch rund um die Erfahrung von Schwangerschaft und Geburt ... Es gibt nichts Vergleichbares!«
Rina Nissim, Autorin des Bestsellers
*Naturheilkunde in der Gynäkologie*

## Orlanda Frauenverlag

Großgörschenstraße 40 · 1000 Berlin 62